JN052841

新しい免疫入門　第２版

免疫の基本的なしくみ

審良静男
黒崎知博　著
村上正晃

ブルーバックス

●カバー装幀／五十嵐徹（芦澤泰偉事務所）
●カバー写真／ iStock
●本文デザイン／萱田みはる
●本文イラスト／千田和幸
●本文写真／ imagenavi（p.16, p.46, p.71）

第2版まえがき

本書は、二〇一四年に上梓した『新しい免疫入門』(以下、初版とよぶ)の改訂第2版である。ちょうど一〇年が経っての改訂となる。

免疫応答の流れをきわめてオーソドックスに解説する本が少なかったためか、本書を読んではじめて基本的な流れが理解できたという声を多くいただいた。また、免疫を学ぶときに最初に読むべき本として、医学系の分野で高い評価をいただいたことも、望外の喜びであった。

初版の著者は審良と黒崎であり、村上は協力者という位置づけであったが、第2版では村上も著者として参加した。

これで専門分野としては、審良が自然免疫、黒崎がB細胞(獲得免疫)、村上がT細胞(獲得免疫)となり、免疫全体をほぼカバーしたことになる。

改訂作業はつねに三人が議論して進めた。研究拠点を異にする三人にそれが可能だったのは、一〇年前にはなかった「リモート会議」のおかげである。

大きく改訂したところは、B細胞の抗体産生、ヘルパーT細胞の分類、制御性T細胞、がんワクチン、自己免疫疾患などだ。免疫記憶や腸管免疫も、新たな知見をくわえた。そのほかの部分も必要に応じてアップデートした。こまかい点で研究が進展した領域は多い。本書がふたたび多くの人に読まれ、免疫のリテラシー向上に役立つことを願う。

二〇二四年五月

審良静男
黒崎知博
村上正晃

初版まえがき

免疫とは、細菌やウイルスなど、病原体の攻撃からわたしたちのからだを守るしくみのことである。

二〇世紀のおわりから二一世紀の今日にかけて、免疫の〝常識〟は大きく変わった。

たとえば、自然免疫による病原体認識という段階がなければ獲得免疫は始動しないことがわかり、従来の、自然免疫＝下等なシステム、獲得免疫＝高等なシステム、という図式が崩れ去った。自然免疫と獲得免疫は、どちらが上、下という関係でなく、相互に補完してわたしたちのからだを病原体から守っていたのだ。

一方、最新の研究では、糖尿病、痛風、動脈硬化、アルツハイマー病など慢性炎症がからむ病気は、免疫システムによって引きおこされる自然炎症が原因とする説が有力になりつつある。そうなると、わたしたちがかかる病気の半数以上は、本来は病原体からからだを守る存在である免疫システムが原因となっている可能性が高い。

本書では、こうした最新の知見をふまえて、免疫がはたらく基本的なしくみを、やさしくかみくだいて解説する。とくに、免疫反応の流れがよくわかるように極力留意している。

免疫はきわめて「動的」なシステムである。

無数の免疫細胞が常にからだじゅうを動きまわり、病原体がきたら協同して撃退し、いなくなればすーっと散って、またからだじゅうを動きまわる。天文学的な数の細胞が動きまわっているにもかかわらず、常にからだ全体で調和がとれている。

さらに、無数の細胞が入り乱れて動きまわる「動的」なシステムであるにもかかわらず、〝アクセル〟と〝ブレーキ〟が整然と階層化され、システムの始動と停止がみごとに制御されている。

免疫を真に理解するためには、時間的なアプローチと空間的なアプローチの両方が必要だ。どのような細胞が「いつ」「どこで」「どのように」コミュニケーションをとってはたらいているかを、根気よく追いかけなければ真実は見えてこない。

この複雑さこそ、免疫研究の困難さの象徴であり、また魅力の源泉でもある。

日本の免疫学のレベルは高い。世界に対抗できるレベルといってよいだろう。筆者らが拠点とする大阪大学も、一論文あたりの平均被引用回数で常に世界のトップを競っている。数年前には一位になった。

免疫については、わかっていないことも多い。一度おたふくかぜや水ぼうそうにかかれば二度かかることがないことはだれでも知っているが、その背景となるメカニズムはほとんどわかっていない。

ほかにも未解明の問題が山積みである。

本書を読まれた方の中から、みずから謎を解こうと免疫研究をこころざす人があらわれてくれるなら、これにまさる喜びはない。

また、病気の半数以上に免疫システムが関係している可能性がある以上、免疫の知識はいまやだれもがもつべきリテラシーである。そのためにも本書が役立つことを願う。

二〇一四年一二月

審良静男
黒崎知博

contents

新しい免疫入門　第2版　もくじ

コラム

プロローグ

二度なし

紀元前四三一年、スパルタを中心とするペロポネソス同盟軍は、アッティカ（現在のアテネ周辺）へ侵攻した。対するはアテーナイを中心とするデロス同盟軍。世にいうペロポネソス戦争である。ギリシアの覇権をかけた二七年におよぶ戦いは、アテーナイの降伏により紀元前四〇四年に終結。デロス同盟は解散した。

このペロポネソス戦争のほぼ全史を、トゥキディデスという人物が『戦史』全八巻に記録している。トゥキディデスはもともとアテーナイの指揮官だったが、命じられた植民地奪還をはたせず、アテーナイを追放になった。トゥキディデスの記述はきわめて客観的で、一級の史料として高く評価されている。

『戦史』には、ペロポネソス戦争のさなかにアテーナイを襲った疫病についてもくわしく書かれており、免疫を語るときによく引用される有名なくだりがある。

この病気に二度かかった者は一人もいなかったし、たとえかかっても二度目のものはけっして致死的ではなかった。

免疫に関する世界最古の記述の一つである。二五〇〇年も前に人類は、いまでいう「二度なし」の現象を観察し、記録していた。

『戦史』には、トゥキディデス自身もこの疫病にかかり、九死に一生を得たと記されている。しかし、この疫病が何であったかは不明だ。

一度目は?

一度かかった病気には二度かからない。かかったとしても軽くすむ。

「二度なし」は、わたしたちの実体験とも符合して、免疫を代表するイメージになっている。おたふくかぜや水ぼうそうに一度かかれば、二度かかることはまずない。経験的にだれもが知るところだ。

歴史的に見ても、免疫の研究は「二度なし」にヒントを得たワクチン開発からスタートしている。偉大な先駆者たちの研究により、一八世紀末から一九世紀にかけて、天然痘、狂犬病、破傷風、ジフテリアなど人類にとっての脅威はつぎつぎと克服されてきた。だから「二度なし」が免疫を代表するイメージであることは、当然といえば当然である。

だが、ここで少し立ち止まって、考えてほしい。

「二度なし」が成立するには「一度目」が必要だ。ワクチンの接種は「一度目」を人為的に引きおこしていることにほかならない。また、「一度目」の感染で命を落とす病気もあるが、治る病気も多い。おたふくかぜや水ぼうそうは、「一度目」でも治る場合が大半だ。

すなわち免疫は「一度目」の感染のときに、病原体の撃退に動くと同時に「二度なし」の布石も打っているわけである。

しかし、そのくわしいしくみは、一九世紀の段階ではよくわかっていなかった。

新しい免疫劇場

二五〇〇年も前に「二度なし」の記録があるにもかかわらず、免疫についてくわしくわかってきたのは二〇世紀になってからだ。

いったいどんなしくみで、わたしたちのからだは病原体から守られているのだろうか。それを知ってもらうために、これから読者をとっておきの免疫劇場にお連れする。病原体の侵入場面からスタートして、重要なポイントを押さえながら、免疫ストーリーの大きな流れを丹念に追っていく。

もともと免疫劇場は、登場人物が多いうえに、小道具も多い。たくさんの免疫細胞がいて、たくさんの物質が飛び交っている。それらをまともに盛りこんだら、肝心なストーリーが見えなくなる。だから本書では、登場人物は主役級にしぼる。小道具も凝りすぎない。余計なエピソードもはさまない。

免疫を長年研究している筆者らでさえ、なぜこれほど複雑なのか、なぜこれほど複雑なしくみがちゃんと動いているのかと、つくづく思うことがある。進化の過程でこれほど複雑なしくみがつくりあげられたことに、畏怖の念さえ感じる。

免疫学の世界では、二〇世紀の終わりから二一世紀にかけて、いくつかのブレークスルーがあった。最近も、従来の免疫のイメージをくつがえす新発見が相ついでいる。読者をお連れするのは、それらを加味した新しい免疫劇場だ。

本書をとおして、免疫の奥深さ、面白さを少しでも伝えられたらと思う。それでは開幕だ。

第1章

自然免疫の初期対応

病原体の侵入をはばむバリア

わたしたちのからだの表面は、皮膚や粘膜でおおわれ、病原体の侵入をはばむ強固なバリアとなっている。涙や汗はバリアの一部だ。

口から肛門にいたる消化管は、食べものといっしょに入ってくる病原体にさらされるので、唾液や胃酸、消化液などもバリアを構成している。腸管にすみつく共生細菌も、侵入してくる細菌に対するバリアとなっている。

バリアが完全に機能していれば、病原体もそうやすやすとは、わたしたちのからだに侵入できない。侵入を許すのは、バリアの一部にほころびが生じたときである。

ころんでひざ小僧をすりむいたり、歯みがきをして歯茎が傷ついたり、空気が乾燥して鼻やのどの粘液が失われたりすると、そこから病原体が侵入する。

最初に立ちはだかる食細胞

侵入した病原体がからだのなかで増殖したら大変だ。毒素をまきちらし、細胞を破壊し、わたしたちを死にいたらしめる危険さえある。

そうした病原体を排除するためにそなわる生体防御のしくみが免疫である。これから、その複雑で巧妙なしくみを、順を追って見ていくことにする。

ころんですりむいたひざ小僧から病原体が侵入したとしよう。バリアを突破してからだの末梢組織に侵入した病原体の前に最初に立ちはだかるのは食《しょく》細胞である。

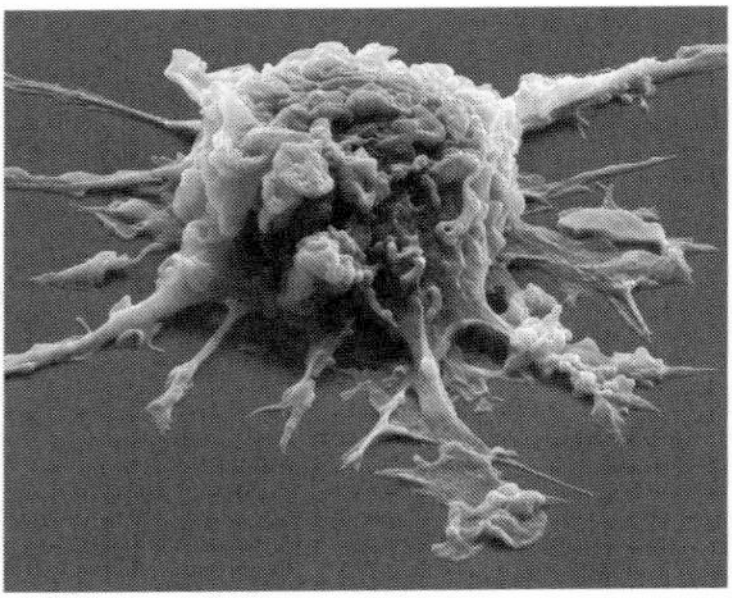

図1-1　マクロファージ

代表的な食細胞であるマクロファージを図1-1に示した。マクロファージは大食細胞ともいい、白血球の一種である。なお、本書に登場する免疫細胞は、すべて白血球である。役者が出そろう7章末のコラムに一覧にしてまとめてある。

昔の教科書では、食細胞を「相手かまわずなんでも食べるだけの原始的な細胞」と説明していた。「相手かまわずなんでも食べる」のはそのとおりだが、「食べるだけの原始的な細胞」は少々いいすぎであることが、まもなく二一世紀という時期の研究でわかってきた。筆者（審良）も研究の一端にかかわった一人である。

食細胞は「原始的な細胞」どころか、仲間の一部は、免疫の「司令塔」の役割までになっているほどだ。その「司令塔」ぶりはおいおい説明するとして、まずはバリアを突破して侵入した病原体に、食細胞がどう対応するかを見ていこう。

食細胞は病原体を食べる

ミステリー小説を読んでいると、冒頭で淡々と語られる話があとでおこる大事件の伏線になっていたりする。本書はミステリー小説ではないが、それに似たテイストを味わえる場面がときどき出てくる。

たとえば、このあと2章、3章、4章と読み進めると、あるところで1章にもどってくる。あぁ、こんなふうにつながっていたんだ！　と実感できることと思う。そんなことも期待して読み進めてほしい。

さて、食細胞は、相手かまわずなんでも食べる。すなわち、わたしたちのからだの細胞の死骸や老廃物などを、手あたりしだい細胞膜がつつみこみ、食胞として細胞内に取りこんで消化してしまう。結果的に、侵入した病原体も食べる。試験管で培養した食細胞にビーズ玉をあたえると、それも食べてしまう。まるで、からだのなかのおそうじ係のようだ。

しかし、相手かまわずなんでも食べるなら、わたしたちのからだの生きている細胞も食べてしまうのではないか？　そうはならないので安心してほしい。食細胞はなんでも食べるが、わたしたちのからだの生きている正常な細胞には手を出さない。なぜなら、死んだ細胞の表面には〝食べて〟という目印が出ているが、生きている正常な細胞の表面には〝食べないで〟という目印が出ているからだ。

生体防御の最前線で病原体を食べてやっつける食細胞のはたらきは「自然免疫」とよばれている。自然免疫は、下等生物から高等生物まで共通にもつ基本的な免疫のしくみで、主として食細胞が担当している。

食細胞は活性化して警報物質を出す

食細胞が病原体を食べると、食細胞は活性化する。人間的なたとえで恐縮だが、やっつけなければならない相手とわかると、気合が入るのである。その結果、消化能力や殺菌能力が増す。

活性化して、つぎにどうするか。

さまざまな警報物質を出すのである。これをひっくるめてサイトカインとよぶ。細胞間で情報を伝えあう情報伝達物質のことだ。

サイトカインには、インターロイキン（IL）、インターフェロン（IFN）、TNF、ケモカインなどのグループがあり、グループ内でも、IL1、IL2、IL3……のようにたくさんの種類がある。

サイトカインの作用としては、周囲の仲間に気合を入れたり、からだじゅうの細胞に臨戦態勢を命じたり、さまざまである。サイトカインのなかでケモカインは、応援部隊をよびよせる作用をもつ。

作用がわかりやすいケモカインから、もう少しくわしく見ていこう。

ケモカインは仲間の免疫細胞をよびよせるサイトカインである。ケモカインの濃度勾配にそって免疫細胞が移動すると考えられている。血管のなかにはたくさんの食細胞が流れているので、ケモカインによびよせられて現場にかけつける。食細胞のほかにも、2章以降で登場するさまざまな免疫細胞がよびよせられる。

ケモカイン以外のサイトカインは、主として周囲の食細胞の活性化をうながす。気合を入れるわけである。先にのべたように食細胞は病原体を食べると活性化するが、周囲からサイトカインをたくさんあびたときにも活性化する。

それから、周囲の血管壁をゆるめる作用がある。血管壁をゆるめておかないと、せっかくケモカインでよびよせた免疫細胞たちが、血管から抜け出せないのだ。

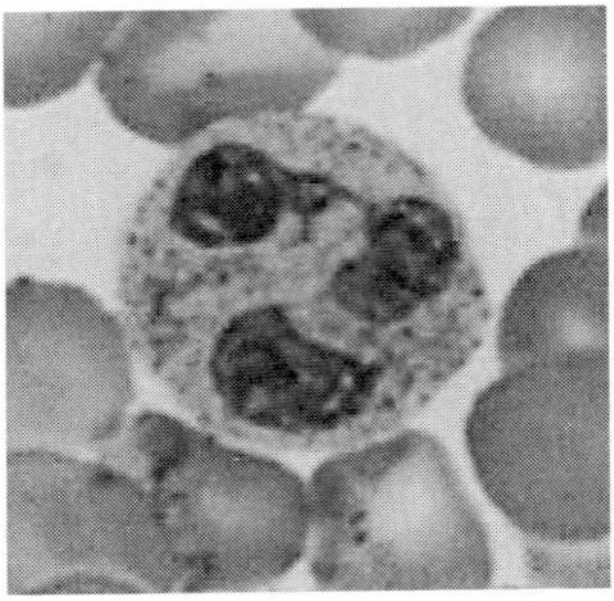

図1-2　好中球

これらサイトカインの作用によって、病原体が侵入した現場には、まずは食細胞がぞくぞくと応援にかけつけて活性化する。この状況を「炎症」という。最初に立ちはだかる食細胞はおもにマクロファージで、まっさきに応援にかけつける食細胞はおもに好中球（図1-2）である。応援のマクロファージは少し遅れてかけつける。

好中球は中性の色素に染まるのでこの名前があり、ふだんは血管のなかを循環している。数が多いのと、強い殺菌作用をもっていることで、はたらき出すとマクロファージより強力だ。ただし寿命は二～三日と短い。病原体を倒して死んだ好中球の死骸が膿《うみ》である。

インターロイキンやインターフェロンには、ほかにも、からだじゅうの細胞に臨戦態勢をうながす作用などがある。

サイトカインには、ここにあげた以外のグループもあるし、ほかの作用もたくさんある。サイトカインだけで本が数冊書けてしまうくらいだ。ここでは、周囲の仲間に気合を入れたり、応援部隊をよびよせたり、からだじゅうの細胞に臨戦態勢を命じたりすることを頭に入れておこう。

食細胞は病原体を認識する

「食細胞が病原体を食べると、食細胞は活性化する」と前項の冒頭でさらりと書いた。では、食べたのがわたしたちのからだの細胞の死骸や老廃物だったら、食細胞は活性化するのだろうか。その場合は、原則として、活性化しない。

「原則として」と書いたのは「例外」があるからで、その知見こそ二一世紀にはいってからの新発見なのだが、10章であらためてのべる。ここで「例外」にまで言及すると混乱してしまう。逆に、10章までたどりつかれたなら、容易に理解していただけるはずだ。

話を進める。食べた相手が病原体なのか、わたしたちのからだの細胞の死骸や老廃物にすぎないのか、食細胞はどうやって知るのだろうか？

「相手かまわずなんでも食べるだけ」の食細胞に、まさかそんな能力があるはずがないと思われていた二〇世紀終盤、あと数年で二一世紀というころに、ブレークスルーとなる研究成果が相ついで発表された。

食細胞は病原体を感知するセンサーをもっていて、食べた相手が病原体かそうでないかを認識していることがわかったのだ。食細胞は「食べるだけの原始的な細胞」ではなかった。これらの研究成果は、自然免疫における大発見として、二〇一一年のノーベル生理学・医学賞につながっている。

食細胞が病原体を感知するために用意しているセンサーは、TLRという受容体である（図1－3）。TLRはToll-like receptorの略でトル様受容体という。最初に昆虫でトル(Toll)という受容体が見つかり、それと類似のものがヒトやマウスでも発見されたのでこの名前がある。

受容体とは、細胞が外からの情報を受けとるのに使われるもので、タンパク質でできている。特定の物質が受容体に結合すると、それが刺激となって細胞内でシグナルが伝わり、細胞がなんらかの反応をおこす。受容体に結合する特定の物質をリガンドという。

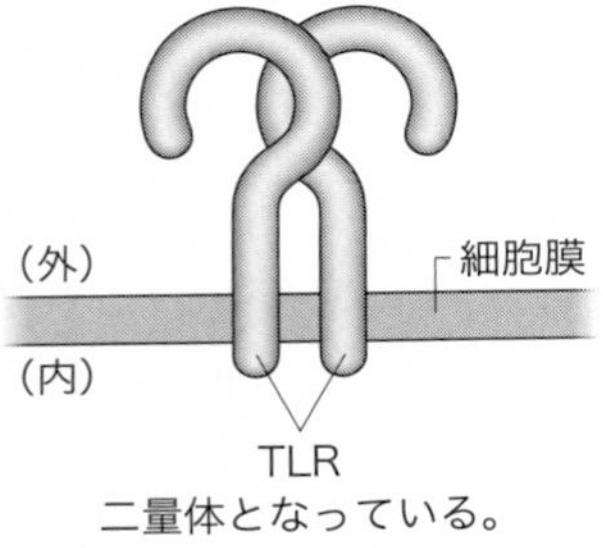

図1-3　TLRの構造

のちほどくわしく説明するが、TLR（トル様受容体）には複数の種類があり、二つのパーツがセットになって受容体のはたらきをしている。二つのパーツは同じ種類のこともあれば、ちがう種類のこともある。このような形状を二量体という。

二〇世紀終盤のブレークスルー

ここでTLR（トル様受容体）研究の歴史について、筆者（審良）らの成果をまじえてかんたんに紹介しておこう。

一九九六年にフランスのホフマン博士が、ショウジョウバエのトル（Toll）受容体が真菌（カビ）の感染防御に重要なはたらきをしていることを発見した。トル受容体の欠損したショウジョウバエは、からだじゅうがカビにおおわれて死んでしまったのだ。

当然、世界の研究者たちは色めきたった。ヒトにも免疫にかかわる同様の受容体があるのではないかと。

翌一九九七年、アメリカで実際にヒトのトル様受容体の存在が遺伝子上で複数発見された。しかし、このときはまだ存在が確認されただけで役割は不明である。

ショウジョウバエと同じように病原体の感染防御にはたらいているなら、これらのTLR（トル様受容体）がなにを認識するのか、そのリガンド（受容体に結合する特定の物質）を突きとめなければならない。筆者（審良）も渦中の研究者の一人であった。

解明の糸口は、大学院生の実験で偶然出現した〝死なないマウス〟だった。

当時、筆者の研究室では、さまざまな分子に対するノックアウトマウスを多数つくり出していた。ノックアウトマウスとは、遺伝的に特定の分子の機能を無効にしたマウスのことである。正常なマウスで反応がおこり、ノックアウトマウスで反応がおこらなかったら、ノックアウトした分子がその反応に必須であることがわかる。

あるとき大学院生が、リポ多糖という細菌の細胞壁成分を、あるノックアウトマウスに注射する実験をおこなっていた。リポ多糖を注射すると、正常なマウスはショック状態になって一〜二日で死んでしまう。ところが、このノックアウトマウスは死ななかったのである。

実験の目的は別にあったが、ノックアウトマウスがショック状態にならないことは、偶然の大発見だった。

このマウスでノックアウトされていた分子は、食細胞内で免疫系シグナル伝達のかなめとなるＭｙＤ88という分子だった。ＭｙＤ88分子にシグナルが入ると、食細胞はサイトカインを出す。偶然の大発見は、ＭｙＤ88分子にいたるシグナル伝達経路の上流に、リポ多糖に反応してショック状態の引き金をひく受容体が存在することを示唆していた。

しかし、そのときまでに知られていた受容体を片っぱしから調べても、該当する受容体は見つからない。このとき思いついたのが、ヒトでの存在が確認されたばかりのＴＬＲ（トル様受容体）であった。

筆者らは遺伝情報のデータベースを探り、アメリカで発見されたものも含めて一二個のＴＬＲ

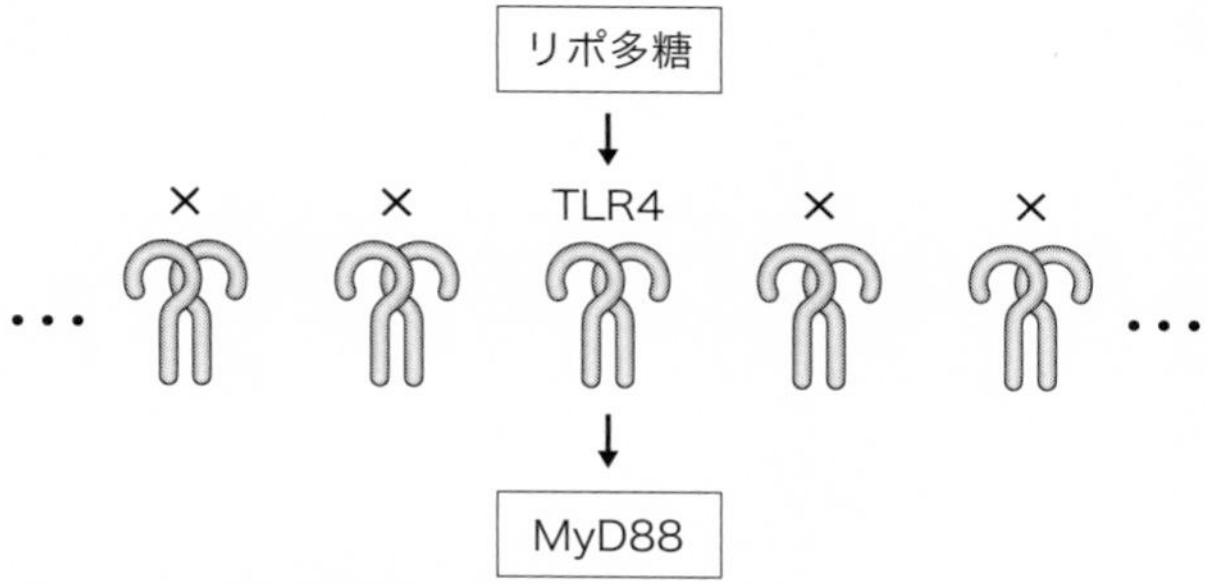

図1-4　リポ多糖を認識したTLR4

の遺伝子配列を割りだした。そして、これらのTLRについて、各TLRをそれぞれノックアウトしたマウスをつくった。リポ多糖の注射でなんの変化もおこさないマウスがいれば、それこそ目ざすべきTLRをノックアウトしたマウスということになる。

リポ多糖を認識するのはTLR4であった（図1-4）。突きとめたのは一九九八年夏のことである。すぐに論文を出せばよかったのだが、よい論文にしようと時間をかけすぎてしまい、タッチの差で先を越されてしまった。一九九八年の一二月、筆者らが『ネイチャー』に論文を投稿しようとしたまさにその日、TLR4がリポ多糖を認識するという、アメリカのボイトラー博士らの論文が『サイエンス』に載ったのである。

ボイトラー博士はノックアウトマウスを使わず、昔から知られるリポ多糖に不反応のマウスの系統を調べ、TLR4に変異や欠損があることを突きとめたのだ。ボイトラー博士と、先のホフマン博士は、二〇一一年のノーベル生理学・医学賞を受賞している。

一気に解明されたTLRのリガンド

リポ多糖を認識するのがTLR4であることを突きとめたあと、筆者（審良）らはすでにもっていた各TLRのノックアウトマウスとMyD88分子のノックアウトマウスを使って、ほとんどのTLRのリガンドを突きとめることができた。

その原理はこうだ。

TLRから入ったシグナルはMyD88分子に流れるものと仮定する。

まず、正常なマウスへの投与では反応がおこり、MyD88ノックアウトマウスへの投与では反応がおこらない物質が、TLRが認識する物質の候補となる。

そのような物質を探しだして、各TLRのノックアウトマウスに順に投与し、反応がおこらないマウスを突きとめる。そのマウスでノックアウトされているTLRが、その物質を認識するTLRということになる。

こうして判明した各TLRのリガンドを図1－5に示した。驚きだったのは、TLR9が病原体のDNAを認識することである。当時は、生命の核となるDNAを細胞が認識するということ自体、非常識な考え方だった。

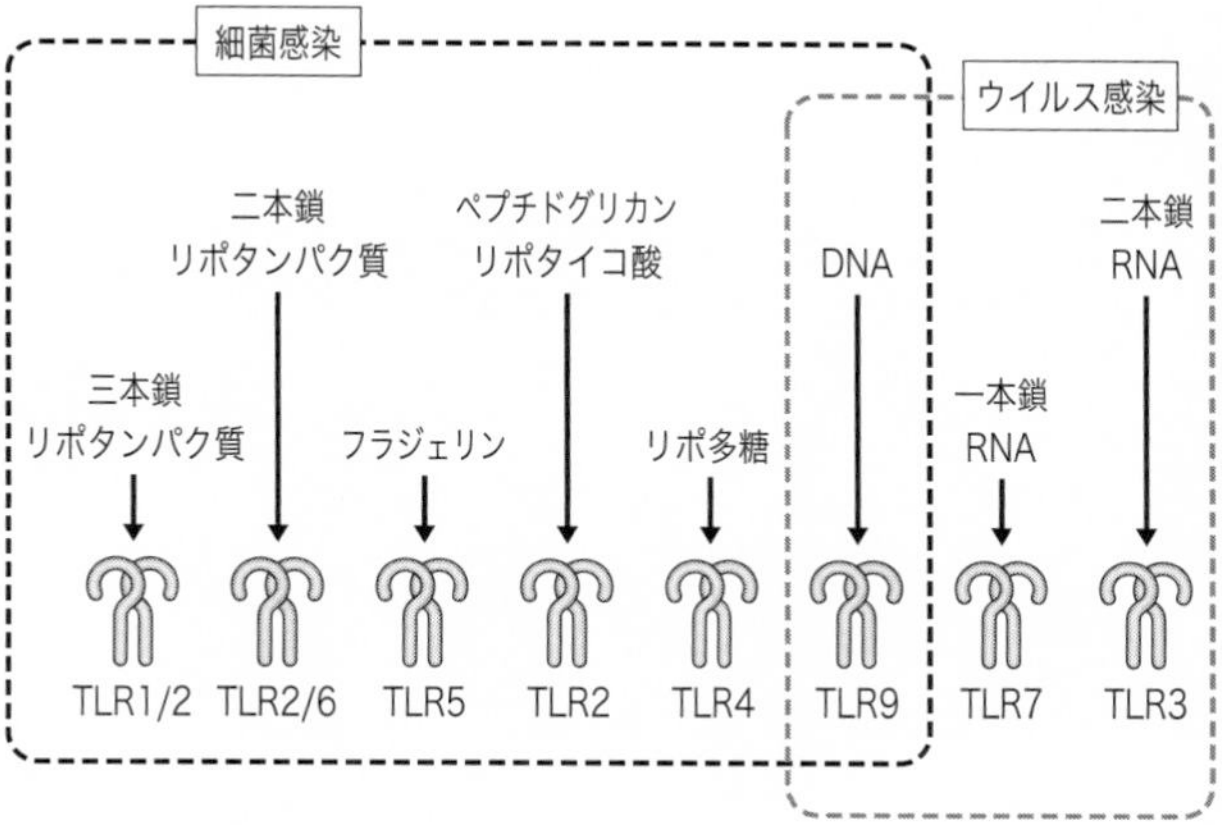

図1-5　判明した各TLRのリガンド

ＤＮＡを認識するＴＬＲがあるのだから、ＲＮＡを認識するＴＬＲがあってもおかしくない。案の定、ウイルスのＲＮＡを認識するＴＬＲ３とＴＬＲ７があった。

残念ながら、ＴＬＲ３のリガンドを見つけたのは筆者らではない。ＴＬＲ３だけは細胞内のシグナル伝達経路がＭｙＤ88分子を通っておらず、ＭｙＤ88ノックアウトマウスを使う手法が通用しなかったのである。

TLRによる病原体の構造成分の認識

ＴＬＲ研究の歴史はこれくらいにして、個々のＴＬＲをくわしく見ていこう。

図１-６に細菌の細胞壁と細胞膜の構造を模式的に示した。細菌はグラム染色という方法で染まるかどうかで、グラム陽性菌とグラム陰性菌に分

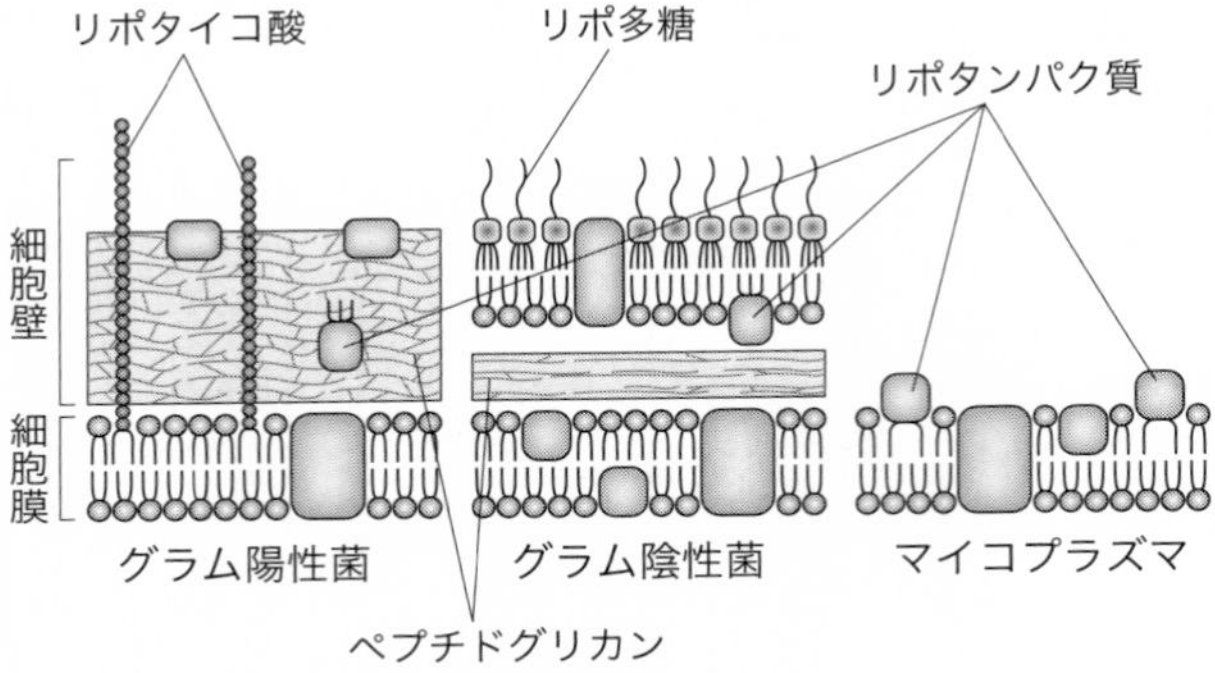

図1-6　細菌の細胞壁と細胞膜の構造

類される。染色結果のちがいは細胞壁の構造に由来する。これとは別に、細胞壁をもたないマイコプラズマもいる。

グラム陰性菌の細胞壁上層を構成するリポ多糖を認識するのはＴＬＲ４だ。前述のとおり、正常なマウスにリポ多糖を注射するとショック状態をおこして一〜二日で死んでしまう。ヒトの場合も、感染症で全身の血液中に大量の細菌が広がってしまうと、敗血症性ショックをおこして危険な状態におちいる。ＴＬＲ４は、通常はリポ多糖を認識してグラム陰性菌の排除に役立っているのだが、一度に大量の細菌が押しよせると反応が過剰になってしまうのである。

グラム陽性菌で分厚い細胞壁を構成し、グラム陰性菌で細胞壁下層を構成するペプチドグリカンを認識するのはＴＬＲ２だ。ペプチドグリカンは高分子の網目構造で、物理的に非常に強い。ただし、化学的には弱いので、抗生物質がよく効くのはグラム陽性菌のほうである。TLR2は、グラム陽性菌でペプチドグリカン層に埋めこまれたリポタイコ酸も認識する。

グラム陽性菌、グラム陰性菌、マイコプラズマとも、その細胞壁または細胞膜にリポタンパク質がある。グラム陽性菌とグラム陰性菌のリポタンパク質は末端が三本鎖構造をしており、これはTLR1／2が認識する。マイコプラズマでは末端が二本鎖構造で、TLR2／6が認識する（二量体の二つのパーツが異なる場合、TLR1／2、TLR2／6のように表記する）。

細菌のなかには鞭毛《べんもう》をもって動きまわるものがいる。鞭毛はフラジェリンというタンパク質が集まってできており、このフラジェリンをTLR5が認識する。

以上のようにTLRは、細菌に特徴的な構造成分を認識している。これらは細菌にとって重要なパーツであるため、分子構造に変異がおこらない。フラジェリンには変異がおこる部分もあるが、TLRが認識しているのは変異がおこらない部分だ。

また、これらの構造成分はヒトのからだには存在しない。長い進化の過程で、このような成分をTLRで認識するようになったのである。

つぎに、基本的なウイルスの構造を図1-7に模式的に示した。タンパク質でできたカプシドという殻のなかにDNA、またはRNA（一本鎖、二本鎖）が収納されている。ウイルスによっては、カプシドの外側にエンベロープという膜をもつ。エンベロープには、ウイルスに特有のタ

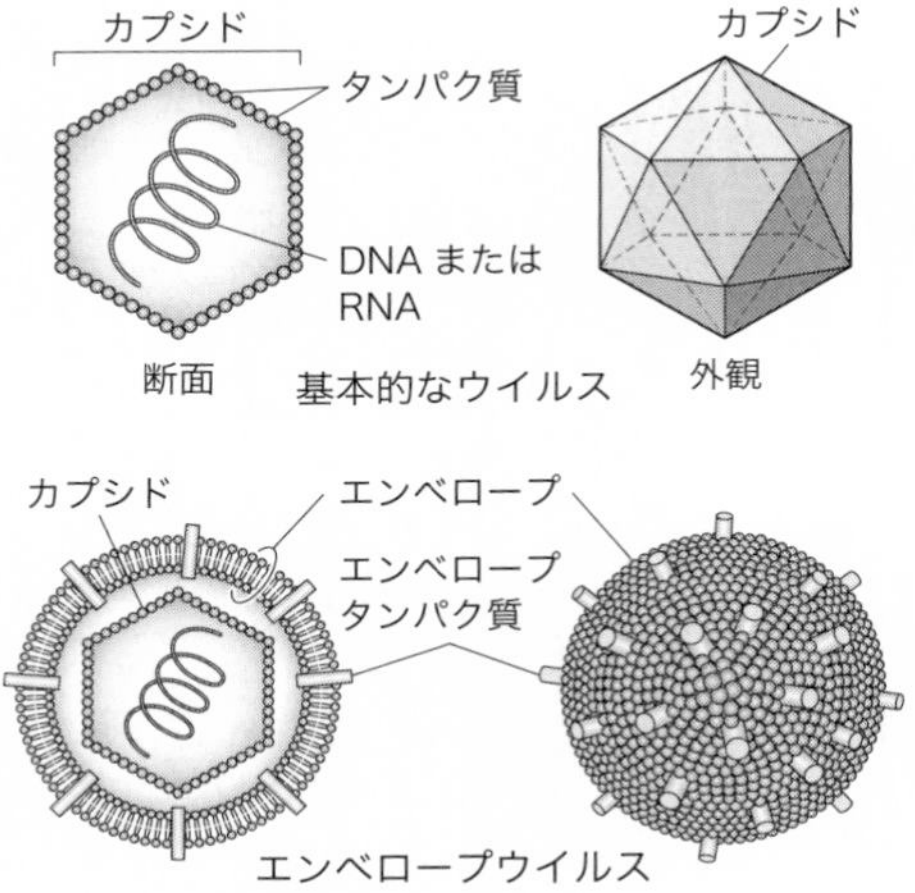

図1-7　ウイルスの構造

ンパク質が埋めこまれている。

余談だが、エンベロープは脂質でできた膜なので、エタノールや石鹸に溶けてしまう。したがって、エンベロープをもつインフルエンザウイルスなどは、アルコール消毒や石鹸による手洗いが有効である。

TLRは、ウイルスのDNAやRNAも認識する。次項で説明しよう。

病原体のDNAやRNAの認識

前述のとおり、TLR9が病原体のDNAを認識することは衝撃だった。当時、生命の核となるDNAを細胞が認識するなどとはまったく考えられていなかったからだ。さらに衝撃だったのは、TLR9が自己のDNAと病原体のDNAを区別して認識していたことだった。

細菌やDNAウイルスは、わたしたちと同じようにDNAをもっている。DNAはほぼ全生物に共通の生命の設計図だ。ＴＬＲ９が認識するのは、ＤＮＡのＣｐＧ配列とよばれる部分である。

ＤＮＡはご存じのとおりアデニン（Ａ）、チミン（Ｔ）、グアニン（Ｇ）、シトシン（Ｃ）の四つの塩基がならぶ長い鎖状の分子である。相補的な二本の鎖がらせん状に結合している。ＣｐＧ配列とは、中央にＣＧのならびをふくむ、たとえば「ＡＡＣＧＴＴ」「ＧＡＣＧＴＴ」のような六塩基配列で、細菌やウイルスに多い。

ところが、ヒトにまったく存在しないわけでもない。あやまって自己のＣｐＧ配列を認識してしまうことはないのだろうか。

原則として、ない。同じＣｐＧ配列でも、ヒトのものと病原体のものでは大きなちがいがある。ヒトのＣｐＧ配列には「メチル化」という修飾がほどこされている。たとえるなら、帽子をかぶっているとでもいおうか。一方、細菌やＤＮＡウイルスのＣｐＧ配列はメチル化されていない。ＴＬＲ９は、この非メチル化ＣｐＧ配列を認識するのだ。

「原則として」と書いたのは、「例外」があるからである。ヒトのＤＮＡのＣｐＧ配列が必ずメチル化されているかというと、そうではない。この「例外」も二一世紀にはいってからの新発見に関係しているものなので、10章であらためてのべる。

ＴＬＲが病原体に特徴的な構造成分にくわえて、ＤＮＡまで認識するという発見により、自然免疫のイメージは大きく変わった。相手かまわず食べまくるだけと思われていた食細胞には、TLRというきわめて繊細な病原体センサーがそなわっていたのだ。従来の免疫の常識は完全にくつがえったのである。

ところで、ウイルスには生命の設計図としてRNAをもつものもいる。いやむしろ、こちらのほうが数は多い。そしてほとんどのウイルスでRNAは一本鎖であり、ごく少数、二本鎖のウイルスがいる。一本鎖RNAはTLR7とTLR8が認識し、二本鎖RNAはTLR3が認識することがわかっている。

センサーの位置にも意味がある

TLR（トル様受容体）には食細胞の細胞膜に分布するものと、エンドソーム膜に分布するものがある。エンドソームとは細胞内小胞のことである。DNAやRNAを認識するTLR9、TLR8、TLR7、TLR3はエンドソーム膜に分布する。そして、センサーの部分をエンドソームの内側に向けて突きだしている（図1-8）。

これは、リガンド（受容体に結合する特定の物質）となるDNAやRNAが病原体の内部に収納されていて、取りこんだ病原体を分解しなければ出てこないからである。分解の場がエンドソームである。

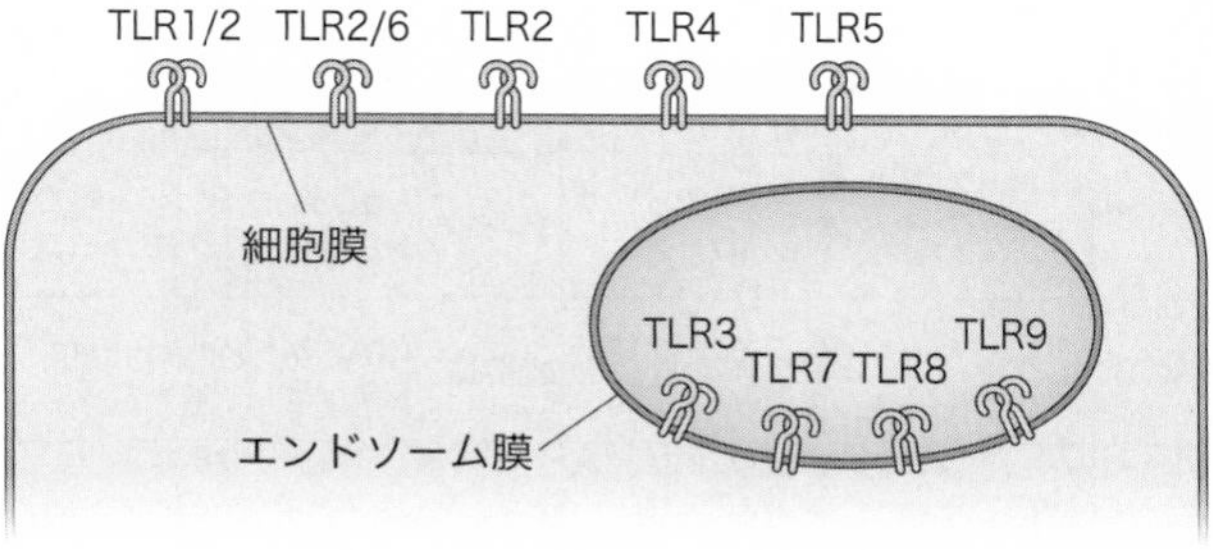

図1-8　TLRの位置

もう一ついわれている理由は、もしDNAやRNAのセンサーが細胞膜表面にあった場合の危険性である。わたしたちのからだでは、相当数の細胞が日々死んでいる。死んだ細胞のDNAやRNAは分解酵素によってすぐに分解されるとはいえ、センサーが細胞膜表面にあったら誤って認識してしまう危険性はゼロではない。

ほかのTLRが細胞膜表面にあるのに対し、TLR9、TLR8、TLR7、TLR3が細胞内のエンドソーム膜に存在することは、意味のあることなのである。

以上のようなしくみで、細菌やウイルスなどの病原体をTLRが認識すると、食細胞は警報物質としてサイトカインを出す。少し専門的にはなるが、シグナル経路のかなめとなる分子も含めて、図1-9に一覧としてまとめておいた。

くれぐれも誤解しないでいただきたいが、食細胞はTLRを使って病原体を見分けて、病原体だけを選んで食べている

	認識する主な対象	認識する物質	所在	シグナル経路のかなめとなる分子	主に放出されるサイトカイン
TLR1/2	細菌(グラム陽性菌/グラム陰性菌)	三本鎖のリポタンパク質	細胞膜	MyD88 NF-κB	インターロイキン ケモカイン
TLR2/6	細菌(マイコプラズマ)	二本鎖のリポタンパク質	細胞膜	MyD88 NF-κB	インターロイキン ケモカイン
TLR2	細菌(グラム陽性菌/グラム陰性菌) 真菌 原虫	ペプチドグリカン リポタイコ酸 ザイモザン(酵母の細胞壁成分) GPIアンカー(原虫表面のタンパク質)	細胞膜	MyD88 NF-κB	インターロイキン ケモカイン
TLR3	ウイルス	二本鎖RNA	細胞の小胞内部	TRIF IRF3 NF-κB	インターロイキン インターフェロン ケモカイン
TLR4	細菌(グラム陰性菌)	リポ多糖	細胞膜	MyD88 NF-κB TRIF IRF3	インターロイキン インターフェロン ケモカイン
TLR5	細菌	フラジェリン	細胞膜	MyD88 NF-κB	インターロイキン ケモカイン
TLR7 TLR8	ウイルス	一本鎖RNA	細胞の小胞内部	MyD88 NF-κB IRF7	インターロイキン インターフェロン ケモカイン
TLR9	細菌 ウイルス	DNAの非メチル化CpG配列	細胞の小胞内部	MyD88 NF-κB IRF7	インターロイキン インターフェロン ケモカイン

※重要なTLRについてまとめた。

図1-9　TLRによる病原体認識のまとめ

わけではない。相手かまわずなんでも食べて、結果として病原体を食べたらTLRで認識して、警報物質を出すのである。

なお、ここまで「侵入者＝病原体」として説明してきたが、侵入した細菌やウイルスのなかには病原性のないものもいる。しかし、それらに対しても免疫は同じように反応する。

TLRのほかにも受容体が

食細胞が病原体を感知するセンサーとしてTLR（トル様受容体）を紹介した。じつはTLRのほかにも病原体センサーが見つかっている。主要なものを図1－10にまとめた。TLRのようにファミリーをなすものが三つある。

RLRはRIG-I like receptorの略で、リグアイ（RIG-I）様受容体とよぶ。RIG-Iが最初に見つかり、その後、それと似たものが見つかったのでRIG-I様受容体と総称されるようになった。TLRのように細胞膜やエンドソーム膜ではなく、細胞質中に存在する。認識するのはウイルスのRNAである。

CLRはC-type Lectin receptorの略で、Cタイプレクチン受容体とよぶ。Cタイプレクチンという分子をふくむ受容体の総称である。細胞膜に存在し、真菌（カビ）の細胞壁を構成する糖鎖を認識する。

	名称	認識する主な対象	認識する物質	所在	シグナル経路のかなめとなる分子	主に放出されるサイトカイン
RIG-I様受容体(RLR)	RIG-I	多くのRNAウイルス	二本鎖RNA	細胞質	IRF NF-κB	インターロイキン インターフェロン ケモカイン
	MDA5	ある特定のRNAウイルス	長い二本鎖RNA	細胞質	IRF NF-κB	インターロイキン インターフェロン ケモカイン
Cタイプレクチン受容体(CLR)	Dectin1	真菌(カリニ菌など)	βグルカン(細胞壁成分)	細胞膜	Syk NF-κB MAPK	インターロイキン ケモカイン
	Dectin2	真菌(カンジダ菌など)	αマンナン(細胞壁成分)	細胞膜	Syk NF-κB MAPK	インターロイキン ケモカイン
	Mincle	真菌(マラセチア菌) 細菌(結核菌)	トレハロースジミコール酸(細胞壁成分)	細胞膜	Syk NF-κB MAPK	インターロイキン ケモカイン
NOD様受容体(NLR)	NOD1	細菌	ペプチドグリカン(細胞壁成分)	細胞質	NF-κB MAPK	インターロイキン ケモカイン
	NOD2	細菌	ペプチドグリカン(細胞壁成分)	細胞質	NF-κB MAPK	インターロイキン ケモカイン
	NLRP1	細菌	ムラミルジペプチド(細胞壁成分) 炭疽菌の毒素	細胞質	インフラマソーム	インターロイキン1β
	NLRP3	細菌 ウイルス 真菌	不明	細胞質	インフラマソーム	インターロイキン1β
	NLRC4	細菌 (サルモネラ、赤痢菌、レジオネラ菌など)	フラジェリンなど	細胞質	インフラマソーム	インターロイキン1β
酵素	cGAS	ウイルス 細菌	二本鎖DNA	細胞質	STING	インターフェロン

※RLR、CLR、NLRは、ほかにも多くの種類がある。

図1-10　TLR以外の病原体センサー

ＮＬＲはNOD like receptorの略で、ノッド（ＮＯＤ）様受容体とよぶ。ＮＯＤ１が最初に見つかり、その後、それと似たものが見つかったのでＮＯＤ様受容体と総称されるようになった。細胞質中に存在し、細菌やウイルスの成分を認識する。

ｃＧＡＳは、細菌やＤＮＡウイルスのＤＮＡを認識する細胞質中のセンサーである。ただし、ｃＧＡＳは受容体ではなく酵素である。病原体のＤＮＡが結合すると活性化し、複雑なシグナル伝達経路をへて、最終的にサイトカインが出る。自己のＤＮＡは核内に収納されているので、細胞質中にあるとすれば侵入してきた細菌やウイルスのものでしかない。

食細胞だけでなく全身の細胞に

ここまで紹介してきたＴＬＲ（トル様受容体）、ＲＬＲ（リグアイ様受容体）、ＣＬＲ（Ｃタイプレクチン受容体）、ＮＬＲ（ノッド様受容体）などの受容体やｃＧＡＳ酵素は、食細胞の細胞膜やエンドソーム膜、細胞質に存在するとしてきた。だが驚くべきことに、多少の分布の濃淡はあるにせよ、これらは食細胞だけでなくほぼ全身の細胞に存在していたのだ。ここでもまた免疫の常識はくつがえった。

従来の免疫の見方では、わたしたちのからだを病原体の侵入から守っているのは「免疫細胞」とよばれる特定の細胞だった。ところが、細菌やウイルスを認識するセンサーが全身の細胞に分布しているという事実は、この見方を一変させる。からだのいたるところで病原体が感知され、警報物質が放出されるのだ。免疫は、免疫細胞だけがつかさどる職人的なシステムではなく、全身性のダイナミックなシステムであることが明らかとなったのである。

TLRをはじめとするセンサー群の発見は、自然免疫に対する見方だけでなく、免疫そのものに対する見方までを大きく変えたのだった。

食細胞はユニフォームを認識して活性化する

病原体に立ち向かう食細胞の話にもどろう。

TLR、RLR、CLR、NLRなどを総称してパターン認識受容体という。病原体に共通するパターンを認識することからこういわれる。

重要なのは、食細胞は食べた相手がだれであるかを見ているのだが、それほどこまかく見ているわけではない、ということである。

たとえば、だれひとりとして知り合いのいないサッカーやバスケットボールの試合に参加したとしよう。だれのことも知らないのだが、ユニフォームを見れば敵味方はわかる。

食細胞も同じようなことをしている。パターン認識受容体を使って、食べた相手が所属するチームのユニフォームを認識していると考えればよい。食べた相手の個人名まではわからないが、

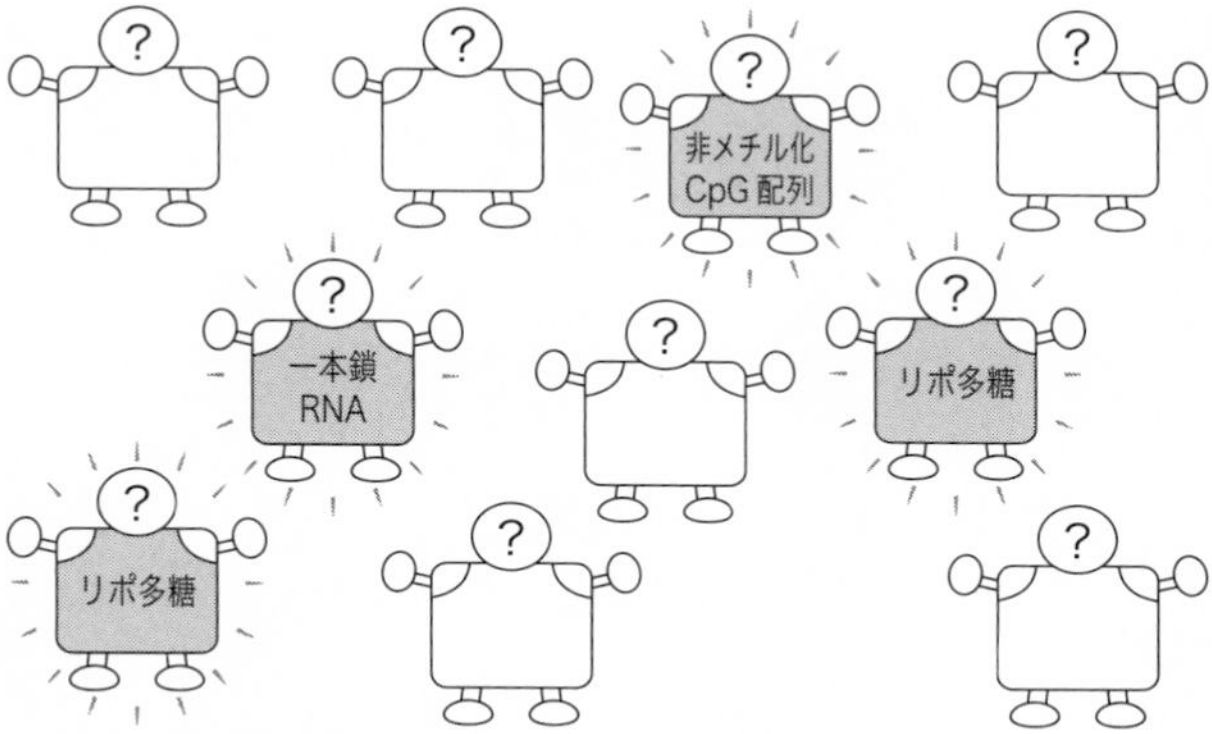

図１-11　相手チームのユニフォームを見ている

チーム名ならわかるわけだ（図１－11）。

すなわち食細胞は、相手がリポ多糖をもつ病原体チームなのか、一本鎖ＲＮＡをもつ病原体チームなのか、ＤＮＡの非メチル化ＣｐＧ配列をもつ病原体チームなのか、あるいはいかなる病原体チームにも属さないのか等を大づかみに認識し、相手が病原体とわかれば活性化して、警報物質であるサイトカインを出す。

ここまでの説明で、食細胞が「相手かまわずなんでも食べるだけの原始的な細胞」というわけではなさそうだ、と読者のみなさんに実感していただけたとしたら、１章の目的は果たせたといえよう。

食細胞としてマクロファージと好中球を紹介してきたが、食細胞にはほかにも仲間がいる。樹状細胞である。

樹状細胞は食細胞ではあるが戦いの前線にはあまり

いない。少し引っこんだところにいて、戦いが局地戦で終わってしまいそうなときは出番がない。自然免疫だけで病原体を退治できそうにないときが、樹状細胞の出番である。

2章は、いよいよ自然免疫が獲得免疫を始動させる場面である。自然免疫側の主役はこの樹状細胞となる。マクロファージと好中球のうしろに控えていた樹状細胞が、一躍、舞台のセンターに躍り出る。

コラム

すでに実用化されていたTLR7刺激薬

ＴＬＲ7がウイルスの一本鎖ＲＮＡを認識することを筆者（審良）らが発見できたのには理由がある。

イミダゾキノリンという化学合成物質を有効成分とする尖圭《せんけい》コンジロームの治療軟膏がある。尖圭コンジロームとは、性器など陰部にイボイボができるウイルス性の病気である。なぜ効くのかは不明だったが、この軟膏にはとても効果があった。

それがあるとき研究室にもちこまれたので、ＴＬＲの実験に使ったのだ。そのころは、アガリクスや漢方薬など、ありとあらゆる物質を手あたりしだい試していた。

すると、この軟膏がＴＬＲ7にビンゴだったのである。イミダゾキノリンをよく見ると、ＤＮＡやＲＮＡとよく似た構造をしている。そこで実験をしてみたら、ＴＬＲ7は一本鎖ＲＮＡを認識したというわけである。この軟膏は、患部の食細胞のＴＬＲ7にはたらいて免疫を活性化することで尖圭コンジロームのウイルスを撃退するしくみだったのである。

第2章 獲得免疫の始動

免疫の司令塔・樹状細胞による抗原提示

1章では、侵入した病原体に対する自然免疫の初期対応を説明した。登場したのは食細胞のうち、マクロファージと好中球であった。

ここから先は、食細胞のうちの樹状細胞に登場してもらう。

樹状細胞のもともとの姿は、マクロファージとそれほど変わらない。名前のいわれは活性化後の姿からきており、これはのちほどご覧に入れよう。基本的には食細胞としてマクロファージや好中球と同様のはたらきをしており、パターン認識受容体で病原体を大づかみに認識できる。そのうえ「抗原提示」能力がいちじるしく高いので、免疫の司令塔としてがぜん注目をあびる存在となった。

それでは、樹状細胞がおこなう「抗原提示」とはなにか。本章では、獲得免疫を始動させるこの重要なしくみを説明する。

抗原特異的な獲得免疫

自然免疫は、食細胞が相手かまわずなんでも食べて、その結果、侵入した病原体も食べてしまうというシステムを基本としている。しかし、手ごわい相手もいて、すべての病原体の撃退はむずかしい。そこでわたしたちのからだには、病原体をピンポイントで強力にたたく「獲得免疫」というしくみがそなわっている。

獲得免疫のターゲットを抗原という。細菌、ウイルス、真菌などはもちろん抗原であり、細菌が出す毒素、あるいは細菌が死んで漏れだす毒素なども抗原である。わたしたちが生まれたあと、抗原の刺激を受けてはじめて獲得される免疫ということで獲得免疫という。

獲得免疫は、抗原に対して個別にピンポイントで対応する。たとえば、おたふくかぜに対する獲得免疫は水ぼうそうには無力であり、水ぼうそうに対する獲得免疫はおたふくかぜには無力である。獲得免疫のこのような対応のしかたを「抗原特異的」という。このように説明しても、なかなかイメージできないかもしれない。本章を読み進まれるうちに理解が進むことと思う。

病原体を食べた樹状細胞がリンパ節に移動する

さて、病原体を食べた食細胞は、TLR（トル様受容体）などのパターン認識受容体で病原体に共通するパターンを認識して活性化する。食細胞である樹状細胞も同様である。末梢組織で病原体を食べて活性化した樹状細胞は、もよりのリンパ節へと移動する。

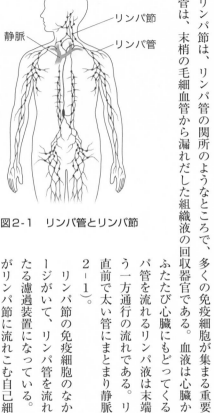

リンパ節は、リンパ管の関所のようなところで、多くの免疫細胞が集まる重要な場所だ。リンパ管は、末梢の毛細血管から漏れだした組織液の回収器官である。血液は心臓から送り出されてふたたび心臓にもどってくるのに対し、リンパ管を流れるリンパ液は末端から心臓に向かう一方通行の流れである。リンパ管は心臓の直前で太い管にまとまり静脈に合流する（図2-1）。

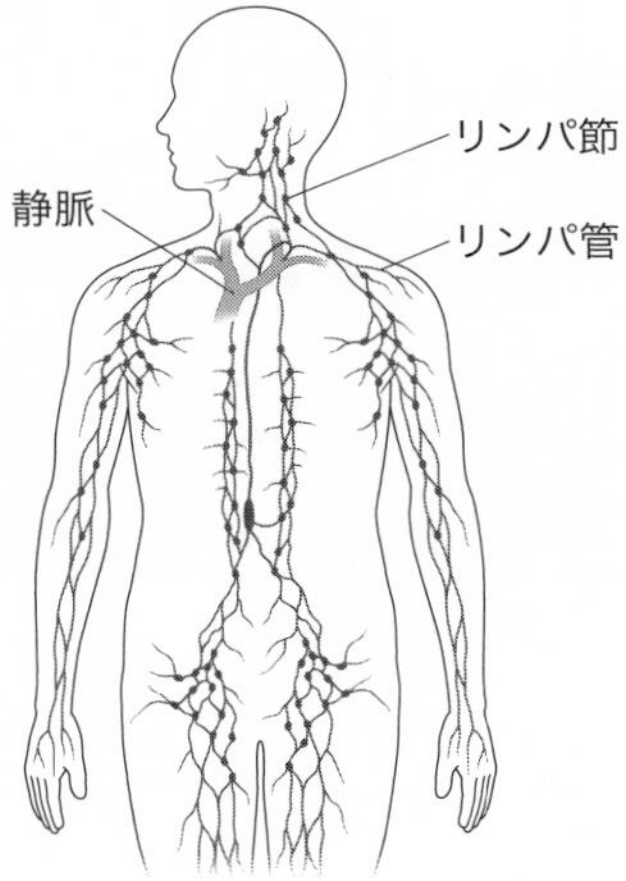

図2-1　リンパ管とリンパ節

リンパ節の免疫細胞のなかにはマクロファージがいて、リンパ管を流れるリンパ液の主たる濾過装置になっている。マクロファージがリンパ節に流れこむ自己細胞の死骸や老廃物、病原体を食べてしまうのだ。リンパ節には樹状細胞もいて、この樹状細胞が流れついた病原体を食べて活性化することもある。

末梢組織で活性化した樹状細胞は流れに身をまかせているだけではない。ケモカインによるリンパ節への誘導がくわわる。ケモカインとは細胞をよびよせる物質であった。樹状細胞は活性化すると表面にケモカインと反応する新たな受容体が出てきてケモカインに強く反応する。

図2－2に活性化した樹状細胞の姿を示した。樹状細胞の名前のいわれが一目瞭然であろう。

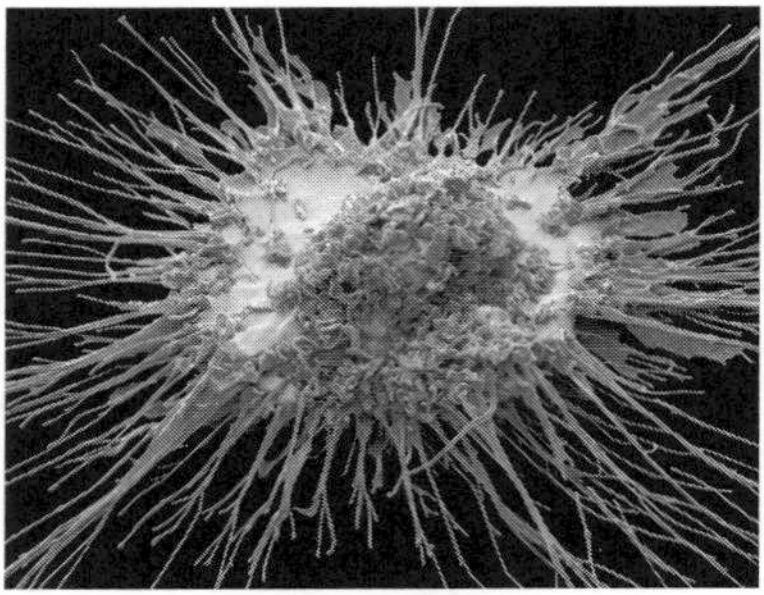

図2-2　活性化した樹状細胞

抗原を分解して提示する

病原体を食べて活性化した樹状細胞が、もよりのリンパ節に移動することをのべた。2章の舞台は、おもにこのリンパ節となる。

抗原となる病原体を取りこんだ樹状細胞は、細胞内の酵素の力で、病原体のからだを構成するタンパク質をペプチドとよばれる断片にまで分解する。一つのタンパク質分子は材料のアミノ酸

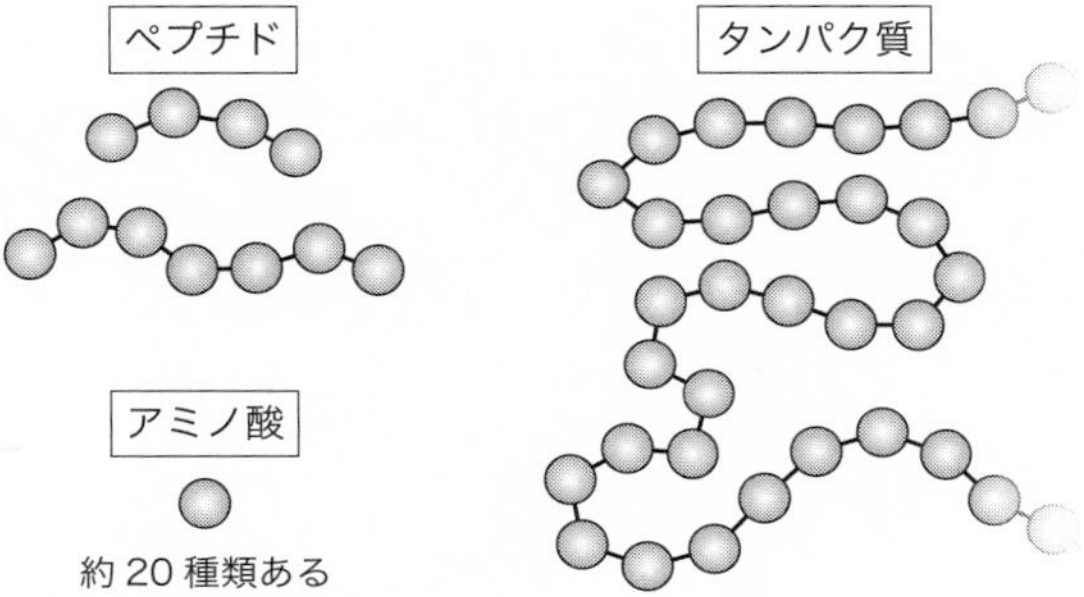

図2-3　タンパク質とペプチド

が何千個、何万個とつながったもので、それが分解されてアミノ酸が二個以上の断片になったものをペプチドとよぶ（図2－3）。

もちろん、病原体の成分はタンパク質のほかにもあるが、本章の話にかかわってくるのはタンパク質の断片であるペプチドである。

ペプチドの多くは、さらに別の酵素の力でアミノ酸にまで分解されてしまうが、一部のペプチドはＭＨＣクラスⅡという分子と結合して、細胞の表面に提示される。百聞は一見に如かず。そのときの樹状細胞のようすを図２－４に示したのでご覧いただきたい。

お皿のようなＭＨＣクラスⅡ分子にペプチドが乗ったものが、樹状細胞の表面にたくさんあるのがわかるだろう。一個の樹状細胞の表面には多数の「ＭＨＣクラスⅡ＋ペプチド」が提示されている。

ＭＨＣクラスⅡは、英語で書くとMajor histocompatibility

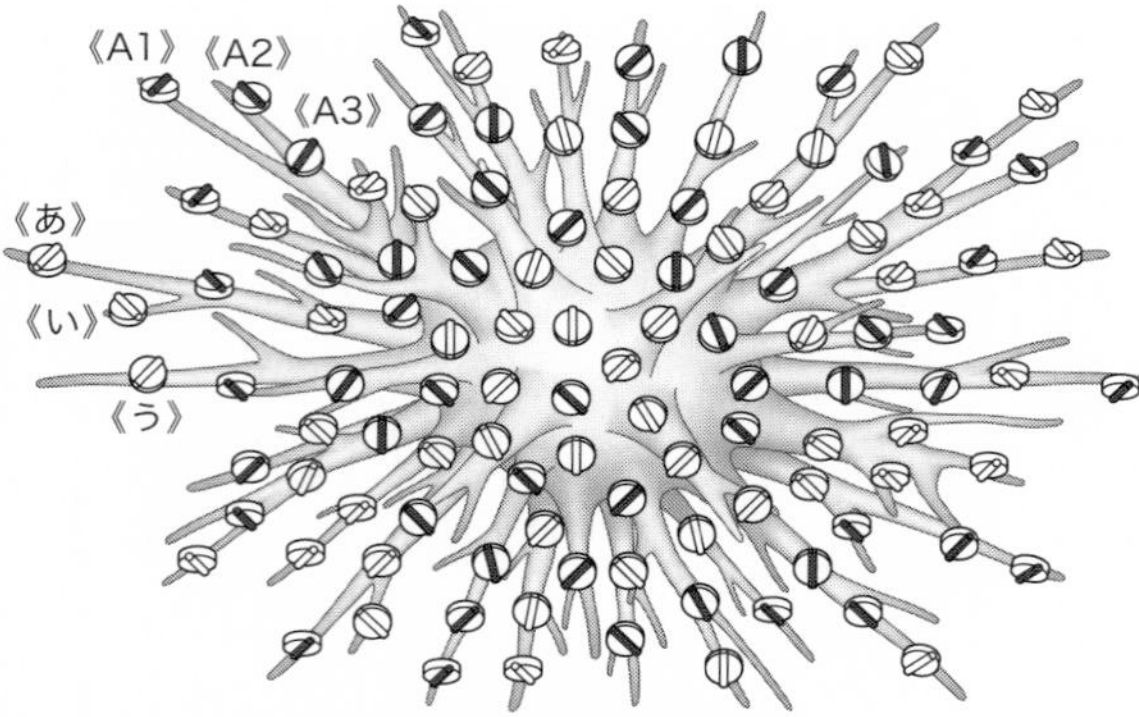

MHC クラスⅡ分子＋病原体由来ペプチド
MHC クラスⅡ分子＋自己細胞由来ペプチド
（大きさは誇張して描いている）

図2-4　活性化した樹状細胞の表面

complex class Ⅱである。ここではペプチドを乗せるお皿とだけおぼえてもらえばよい。MHCクラスⅠというお皿もあって、これは4章で登場する重要アイテムである。

注意してほしいのは、MHCクラスⅡ分子に乗っているのは、病原体由来のペプチドだけではない、という点である。樹状細胞は自己細胞の死骸も同時に食べているから、自己細胞由来のペプチドもMHCクラスⅡ分子に乗って提示されている。

ここでMHCクラスⅡ分子にXというペプチドが乗った状態を《X》と表現することにしよう。Aという細菌を食べた樹状細胞の表面には、細菌由来のペプチドA1、A2、A3……がMHCクラスⅡ分子に乗った状態の《A1》《A2》《A3》……が多数提示され

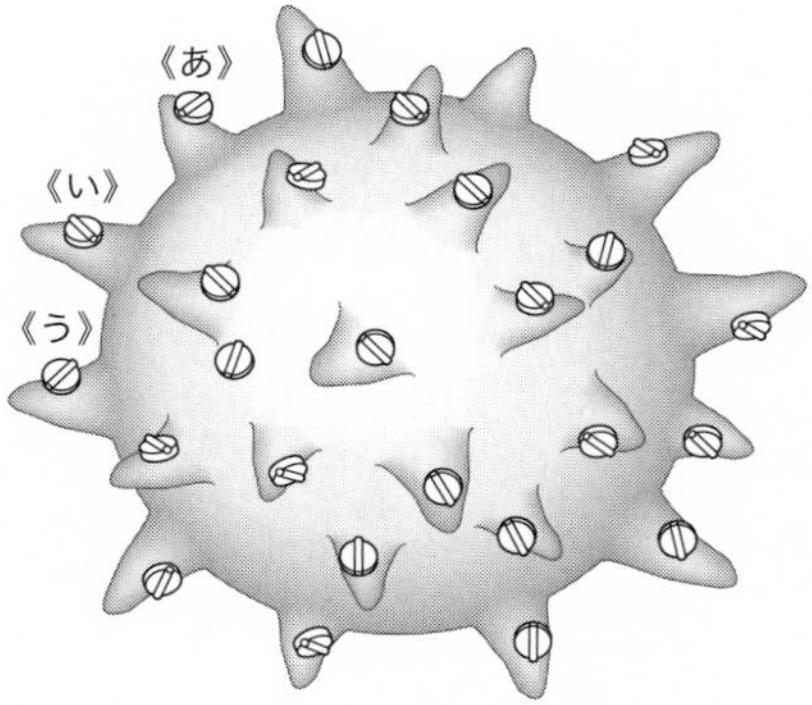

MHCクラスII分子＋自己細胞由来ペプチド
（大きさは誇張して描いている）

図2-5　平常時の樹状細胞の表面

ているほかに、自己細胞由来の《あ》《い》《う》……も提示されていることになる。図2－4はそのようすを示している。

ちなみに、病原体を食べずに自己細胞の死骸だけを食べた樹状細胞の表面は図2－5のようになっている。提示されているのは自己細胞由来の《あ》《い》《う》……だけだ。活性化していないので、名前のいわれとなった特徴的な姿ではない。

セットされる死のタイマー

図2－4で紹介した樹状細胞のすがたは衝撃的だったかもしれない。全身にお皿をはりつけたこの細胞は、わたしたちのからだのなかに、たしかにいるのである。

ここでほんの少しだけ時間をもどす。

活性化する前、樹状細胞の表面では「MHCクラスⅡ＋ペプチド」がリサイクルされている。つまり、新しい「MHCクラスⅡ＋ペプチド」が内部から上がってくると、それまで提示されていた「MHCクラスⅡ＋ペプチド」が内部に回収されていくのだ。

だが、活性化したとたん、そのようなリサイクルは中止され、樹状の突起をめいっぱい出して表面積をひろげ、できるだけたくさんの「MHCクラスⅡ＋ペプチド」を提示しようとする。このときのペプチドは病原体由来のもの、すなわち抗原ペプチドが大多数となっている。

ここで非情なる死のタイマーがセットされる。活性化した樹状細胞は数日しか生きられない。なにかを食べることも一切やめ、確実におとずれる死の足音を聞きながら、抗原提示のためにリンパ節へと急ぐ。死のタイマーがセットされる理由はのちほど説明する。

抗原提示の相手はナイーブT細胞

樹状細胞はこのような経過をたどり、リンパ節で抗原提示をおこなう。「こんな病原体を食べたぞ」ということを提示するわけだ。ただし、病原体をまるごと提示するのではなく、病原体のタンパク質を断片化したペプチドを提示するのは前述のとおりだ。

抗原提示の相手は、ナイーブT細胞である。Tは胸腺（Thymus）を意味し、この免疫細胞が胸腺で成熟することに由来する。T細胞（Tリンパ球、図2‐6）には大きく分けて二種類あり、表面にCD4という分子を出しているものと、CD8という分子を出しているものがある。前者をヘルパーT細胞（またはCD4陽性T細胞）といい、後者をキラーT細胞（またはCD8陽性T細胞）という。まだ抗原に出合ったことがないものをナイーブT細胞という。

なお、とくにことわりのない場合、病原体ははじめて感染したものとする。過去に感染した経験をもつ病原体の場合、抗原提示の相手はほかにもあり得るが、それは本書を読み進めるうちにおわかりいただけると思う。

さて本章では、MHCクラスⅡ分子を介した抗原提示をあつかうので、相手はナイーブヘルパーT細胞である。

ご想像のとおり、MHCクラスⅠ分子を介した抗原提示がこのあと4章で登場し、その相手がナイーブキラーT細胞である。

T細胞は、もともと骨髄で未熟型がつくられ、それが胸腺に移動して成熟し、ナイーブT細胞となって全身のリンパ節を巡回する。

T細胞のみならず、免疫細胞のふるさとは骨髄である。しかも、ルーツとなる細胞は同じなのだ。このことは、登場人

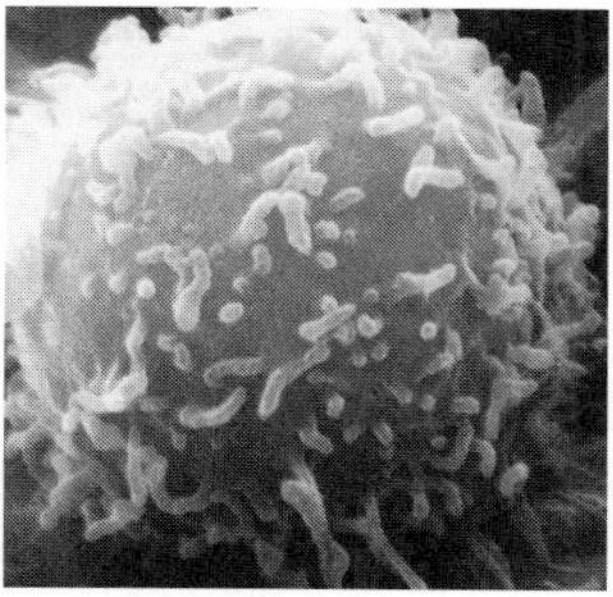

図2-6　T細胞

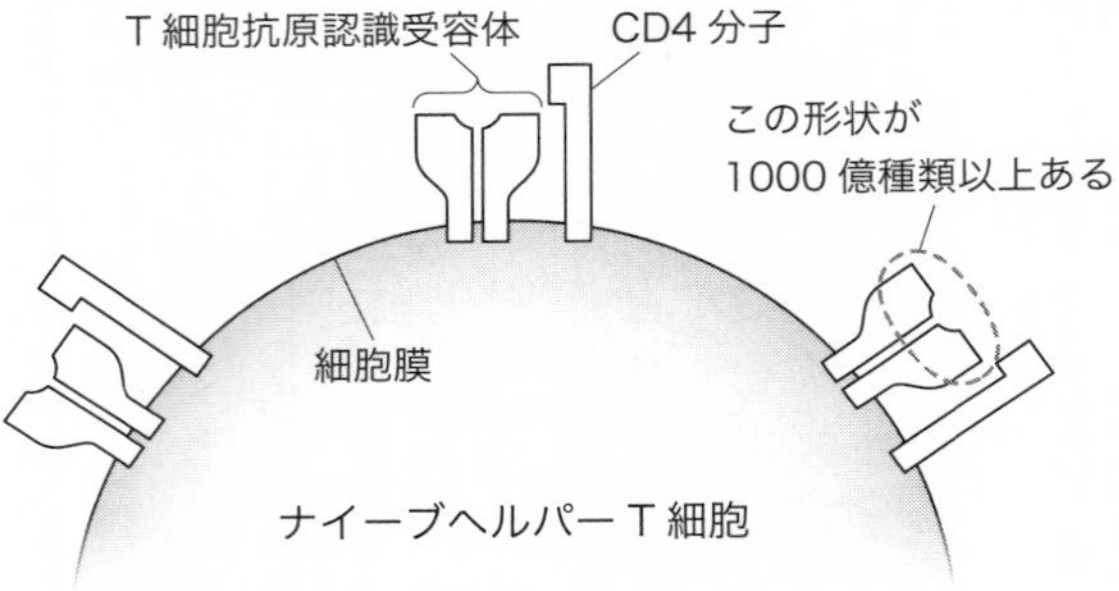

図2-7　T細胞抗原認識受容体の構造

物がほぼ出そろう7章末のコラムにまとめてある。

「MHCクラスⅡ＋抗原ペプチド」にピタッとくっつくナイーブヘルパーT細胞

活性化した樹状細胞は、リンパ節で手あたりしだいにナイーブヘルパーT細胞とくっつき合って、なにかをたしかめる。はて、なにをたしかめるのだろう。

ナイーブヘルパーT細胞はその表面に、T細胞抗原認識受容体（図2-7）とよばれる受容体をもっている。これが樹状細胞の表面に提示された「MHCクラスⅡ＋抗原ペプチド」にピタッとくっつくかどうかをたしかめているのだ。

T細胞抗原認識受容体は、ほとんどのナイーブヘルパーT細胞で異なる形状をしていて、その種類は全部で一〇〇〇億以上もあるといわれている。一方、同じ形状のT細胞抗原認識受容体をもつナイーブヘルパーT細胞は数えるほどしかおらず、全身で一〇〇個程度ともいわれる。なお、ひとつのナイーブヘルパーT細胞の表面には基本的に一種類のT細胞抗原認識受容体しか発現しておらず、たくさんあってもみな同じ形状である。

ここで重要なのは、つぎの二つの事実だ。

第一に、T細胞抗原認識受容体の形状は一〇〇〇億種類以上もあるので、樹状細胞がどのような病原体を食べたとしても、すなわち病原体由来のどのような「MHCクラスⅡ＋抗原ペプチド」を提示したとしても、それにピタッとくっつくT細胞抗原認識受容体をもつナイーブヘルパーT細胞が必ずいる可能性が高い。

第二に、樹状細胞が自己細胞の死骸を食べて、それに由来する「MHCクラスⅡ＋自己ペプチド」を提示しても、後述するように、それにピタッとくっつくT細胞抗原認識受容体をもつナイーブヘルパーT細胞はほとんどいない。

先の表現を用いるなら、細菌由来の《A1》《A2》《A3》……にピタッとくっつくT細胞抗原認識受容体をもつナイーブヘルパーT細胞は必ずいる可能性が高いが、自己細胞由来の《あ》《い》《う》……にピタッとくっつくT細胞抗原認識受容体をもつナイーブヘルパーT細胞はほとんどいない、ということだ。

いかなる病原体にも対応できるように一〇〇〇億種類以上が用意され、かつ、自己成分に反応

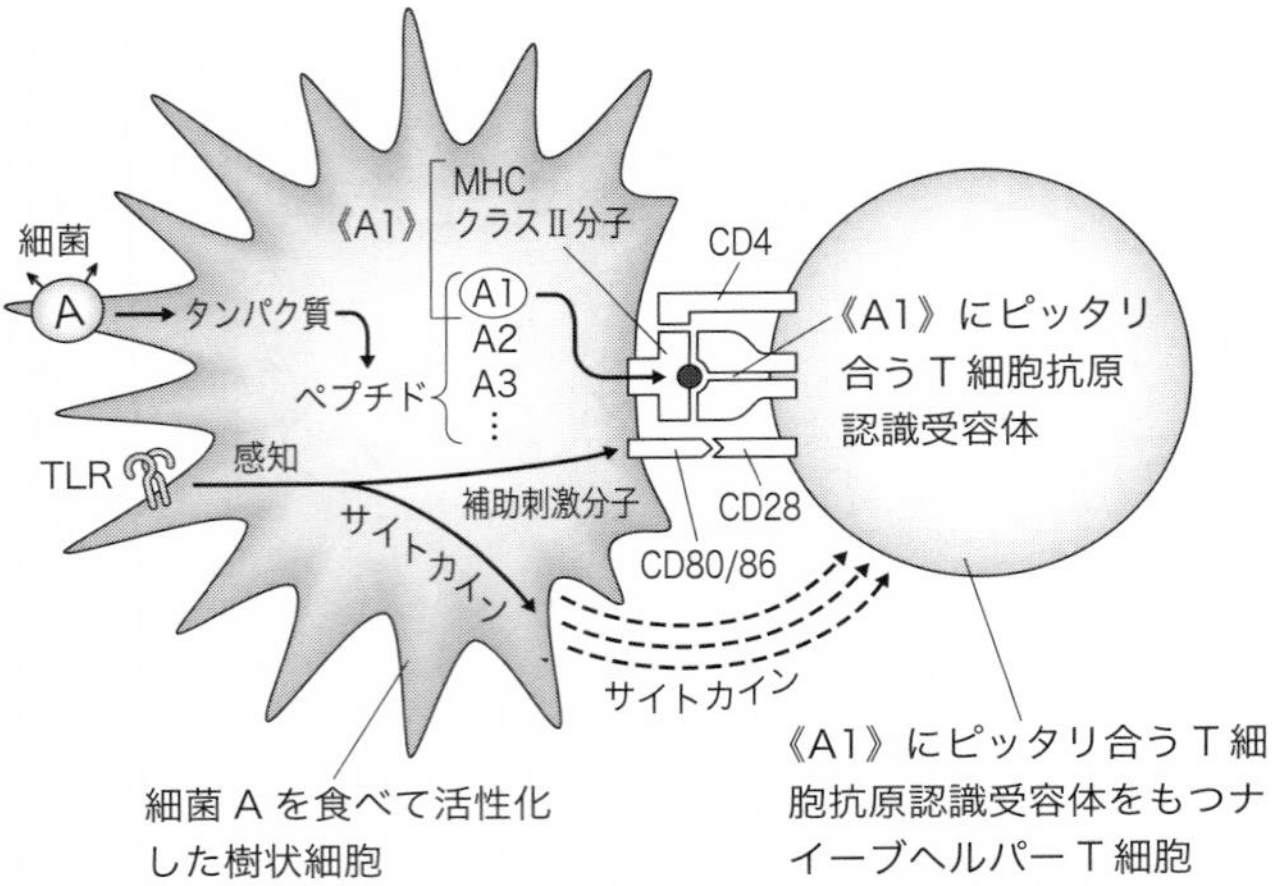

図2-8　樹状細胞からナイーブヘルパーT細胞への抗原提示

してしまうものはほとんどない。どうすれば、このようなT細胞抗原認識受容体のセットをつくりだせるのだろうか。そのしくみは、ノーベル賞にもつながった重要なものだが、ここで説明すると免疫ストーリーの流れが見えなくなってしまうので6章であらためてのべる。

重要なことなので再確認するが、T細胞抗原認識受容体はMHCクラスⅡ分子に乗った「ペプチドだけ」を認識するわけではない。自己ペプチドであっても抗原ペプチドであっても、MHCクラスⅡ分子もふくめた構造、すなわち「MHCクラスⅡ＋ペプチド」の立体的な形を認識するのである。

ナイーブヘルパーT細胞の活性化

どんな病原体がきても対応できるように一〇

〇〇億種類以上のナイーブヘルパーT細胞が用意されていて、自己の成分に反応してしまうナイーブヘルパーT細胞はほとんどいないことがわかった。

話を進めよう。

いま樹状細胞がAという細菌を食べて活性化し、MHCクラスⅡ分子にA１というペプチドが乗っているとしよう。先の表現を用いるなら《A１》を提示しているわけだ。すると、《A１》にピタッとくっつくT細胞抗原認識受容体をもったナイーブヘルパーT細胞が必ずいて、やがてこの樹状細胞にくっつく。そのときのようすを図２－８に模式的に示した。

「MHCクラスⅡ＋抗原ペプチド」とそれにピッタリ合うT細胞抗原認識受容体が結合している横で、CD４分子が結合に参加している。CD４分子はMHCクラスⅡ分子に親和性があるので、MHCクラスⅡ分子を介した抗原提示に反応するのはナイーブヘルパーT細胞なのである（ご想像のとおり、CD８分子はMHCクラスⅠ分子に親和性がある）。

注目してほしいのは、樹状細胞のCD80／86という補助刺激分子（B７－１／B７－２ともいう）とナイーブT細胞のCD28という補助刺激分子もしっかり結合していることである。CD80／86は病原体を食べて活性化した樹状細胞だけが表面に大量に出している分子だ。さらに、活性化した樹状細胞はサイトカインを放出しており、ナイーブヘルパーT細胞はそれをあびることになる。

すなわち、ナイーブヘルパーT細胞が正常に活性化されるためには、つぎの三つが必要となる。

①T細胞抗原認識受容体が樹状細胞の「MHCクラスⅡ+抗原ペプチド」にピタッとくっつく

②補助刺激分子の結合

③サイトカイン

この三つがそろったときにだけナイーブヘルパーT細胞に刺激が入り、正常に活性化する。

なお、補助刺激分子はCD80/86やCD28以外にも多数見つかっているが、本書では活性化のためにもっとも重要なものを紹介している。以降も同様である。

「抗原特異的」という言葉の使い方

すでに説明したように「MHCクラスⅡ+抗原ペプチド」にピタッとくっつくナイーブヘルパーT細胞が選ばれて活性化するとき、「ナイーブヘルパーT細胞が抗原特異的に活性化する」という。ところが、抗原ペプチドはA1のときもあれば、A2のときもあり、A3のときもある。同じように「抗原特異的に活性化する」といっても、反応にかかわる抗原ペプチドは異なっているのだ。そのあたりを模式的に図2-9に示した。

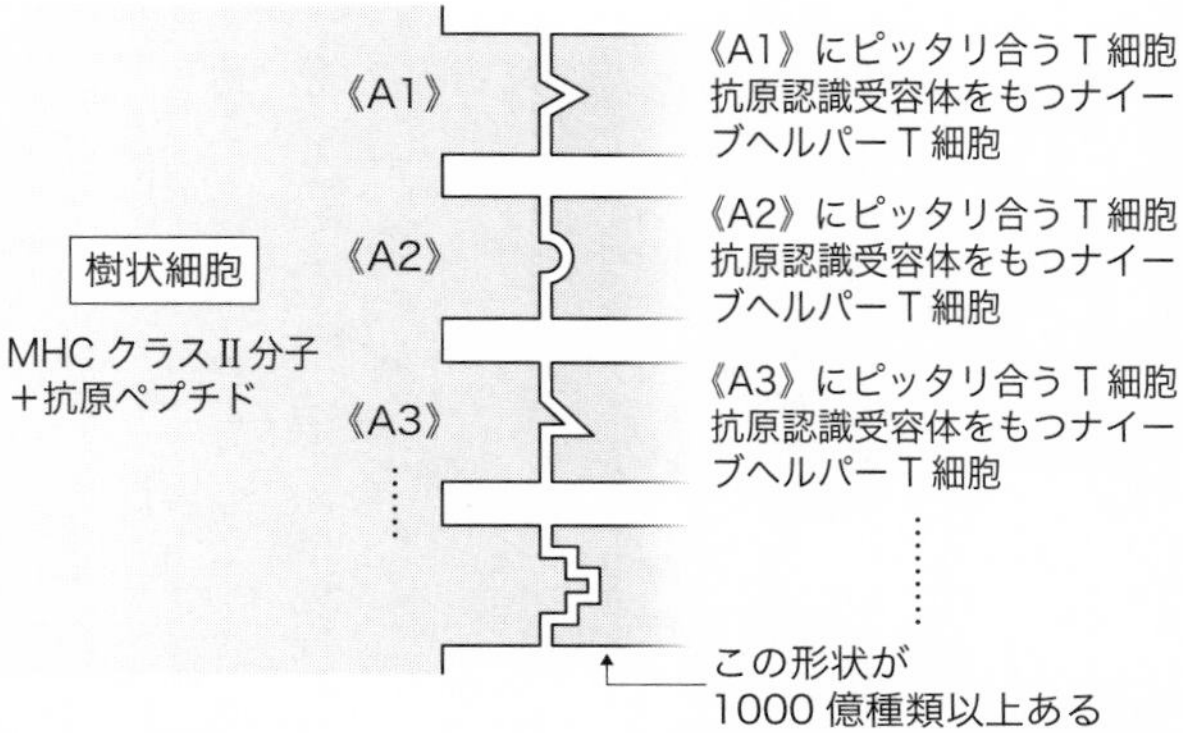

図2-9 「ナイーブヘルパーT細胞が抗原特異的に活性化する」とは

だが実際は、このような事情もふまえて「抗原特異的に」といわれることが多い。くれぐれも、細菌Aにぴったり合うナイーブヘルパーT細胞が一種類、細菌Bにぴったり合うナイーブヘルパーT細胞が一種類、……という誤解をしないように注意してほしい。

病原体抗原との出合いの確率を高めるために

ところで、T細胞抗原認識受容体には一〇〇〇億種類以上もあるので、どのような「MHCクラスII＋抗原ペプチド」にも対応できる可能性が高い。たしかにそのとおりではあるのだが、ある形状のT細胞抗原認識受容体をもつナイーブヘルパーT細胞は全身で一〇〇個くらいしかない。樹状細胞の目の前に目的のナイーブヘルパーT細胞がいる確率、すなわち出合いの確率は一〇〇万分の一程度といわれている。これでは出合いは不可能に近い。

とにかく出合いの確率を高める必要がある。そのためには機会を増やすしかない。すなわち数多くの相手と、ぴったり合うかどうかの確認をくり返すしかない。ではどうすればよいか。動きまわるしかないのだ。

免疫というと、ふだんは免疫細胞が各自の持ち場にでーんと控えていて、いざ事がおこった場合に、すなわち病原体が侵入して初めて動きだすようなイメージがある。しかし、これは誤りである。

樹状細胞やナイーブヘルパーT細胞など免疫細胞の多くは、基本的には体内を循環している。リンパ節を起点とするなら、「リンパ節→リンパ管→静脈→心臓→動脈→末梢→リンパ管→リンパ節」といった流れだ。一巡するのに一〇時間とも二〇時間ともいわれている。

さらに、リンパ節の血管には「高内皮細静脈」（HEV：High Endothelial Venules）とよばれる構造があり、免疫細胞が血管からリンパ節にはいれるようになっている。この付近だけ血管内皮に接着分子が点々と並んでいて、流れてきた免疫細胞がそれにくっつくことで、だんだんとスピードが落ち、最後には止まってリンパ節にすとんと引きずりこまれるイメージだ。この構造があることにより、血管からリンパ節にはいるルートもできて、免疫細胞はからだじゅうを縦横無尽に巡ることができる。

循環することで樹状細胞は病原体に出合える確率が増えるし、病原体を食べて活性化したあとは、循環することでナイーブヘルパーT細胞に出合える確率が増える。ナイーブヘルパーT細胞から見ても、循環することで樹状細胞に出合える確率が増える。リンパ節を渡り歩くことで出合いの確率を増し、反応できる可能性を高めるのである。

通常、出合いは数日以内に完了する。もちろん、目的のナイーブヘルパーT細胞に出合えずに死んでいく樹状細胞もある。

免疫システムはきわめて動的な系であることを、再度強調しておく。

活性化ヘルパーT細胞は増殖して多くが末梢組織に

リンパ節で病原体の抗原を提示した樹状細胞に出合って活性化したヘルパーT細胞は増殖をはじめる。数を増やすのである。

T細胞抗原認識受容体の種類は一〇〇億以上もあるが、ある形状のT細胞抗原認識受容体をもつナイーブヘルパーT細胞は全身で一〇〇個ほどしかない。だから活性化したらまず数を増やさないことには、侵入した病原体に対する臨戦態勢が整わない。

Aという細菌を樹状細胞が食べたとして、抗原提示されるペプチドはA1だけでなく、A2、A3、……とたくさんある。A2に対応するナイーブヘルパーT細胞も、A3に対応するナイーブヘルパーT細胞も、……うまく樹状細胞と出合えれば活性化して増殖をはじめる。それぞれ、およそ一〇〇〇倍とも一万倍ともいわれる数になるまで仲間を増やす。

ここで、活性化した樹状細胞に死のタイマーがセットされる意味を考えてほしい。病原体に対して抗原特異的な活性化ヘルパーT細胞は増えたほうがよいのだが、そうはいっても増えすぎたら困るし、病原体が撃退されたあともつくられつづけたら免疫系の恒常性が乱れてしまう。免疫の過剰反応を避けるため、活性化した樹状細胞には余命が設定されるのだ。

増殖した活性化ヘルパーT細胞の一部はリンパ節に残り、多くはリンパ節を出て末梢組織に向かう。リンパ節に残った活性化ヘルパーT細胞については、3章で再登場してもらうことにし、リンパ節を出て末梢組織に向かう多数の活性化ヘルパーT細胞を追いかけてみよう。

なお、増殖した活性化ヘルパーT細胞の一部は、記憶ヘルパーT細胞にもなる。記憶細胞こそ「二度なし」のメカニズムの重要な要素なのだが、免疫記憶については8章であらためてのべる。

食細胞をさらに活性化

1章で、末梢組織で病原体を食べた食細胞が活性化していたことを覚えておられるだろうか。活性化した食細胞は、免疫細胞をよびよせたり、付近の血管から応援の免疫細胞が抜けだしやすくするサイトカインを出していた。

リンパ節から出てリンパ管を経て血流に乗った活性化ヘルパーT細胞は、病原体の感染部位、つまり病原体を食べて活性化した食細胞がいるあたりで血管から出る。ケモカインの効果である。

すると周囲には、病原体を食べて活性化し、MHCクラスⅡ分子に病原体由来のペプチドも乗せたマクロファージがたくさんいる。ここまで抗原提示細胞として樹状細胞だけを取りあげてきたが、じつは感染部位のマクロファージにも抗原提示能力はある。ただ、樹状細胞にくらべてその能力が低く、提示されるべきペプチドが分解されすぎて提示できなくなったりする。また、感染部からリンパ節への移動もほとんどできない。そのためリンパ節での活性化ヘルパーT細胞を誕生させるための抗原提示は、通常、樹状細胞がおこなう。なお、好中球に抗原提示能力はないと考えられている。

さてここで、感染部位で活性化したマクロファージと活性化ヘルパーT細胞の表面のようすを確認しておこう。

活性化ヘルパーT細胞を誕生させた樹状細胞は、もともと病原体が侵入した現場からリンパ節にやってきたものだから、樹状細胞がたとえば細菌Aのペプチドを提示していたとすると、現場のマクロファージたちも細菌Aのペプチドを提示しているはずだ。すなわちその表面には、細菌由来の《A1》《A2》《A3》……が提示されている。

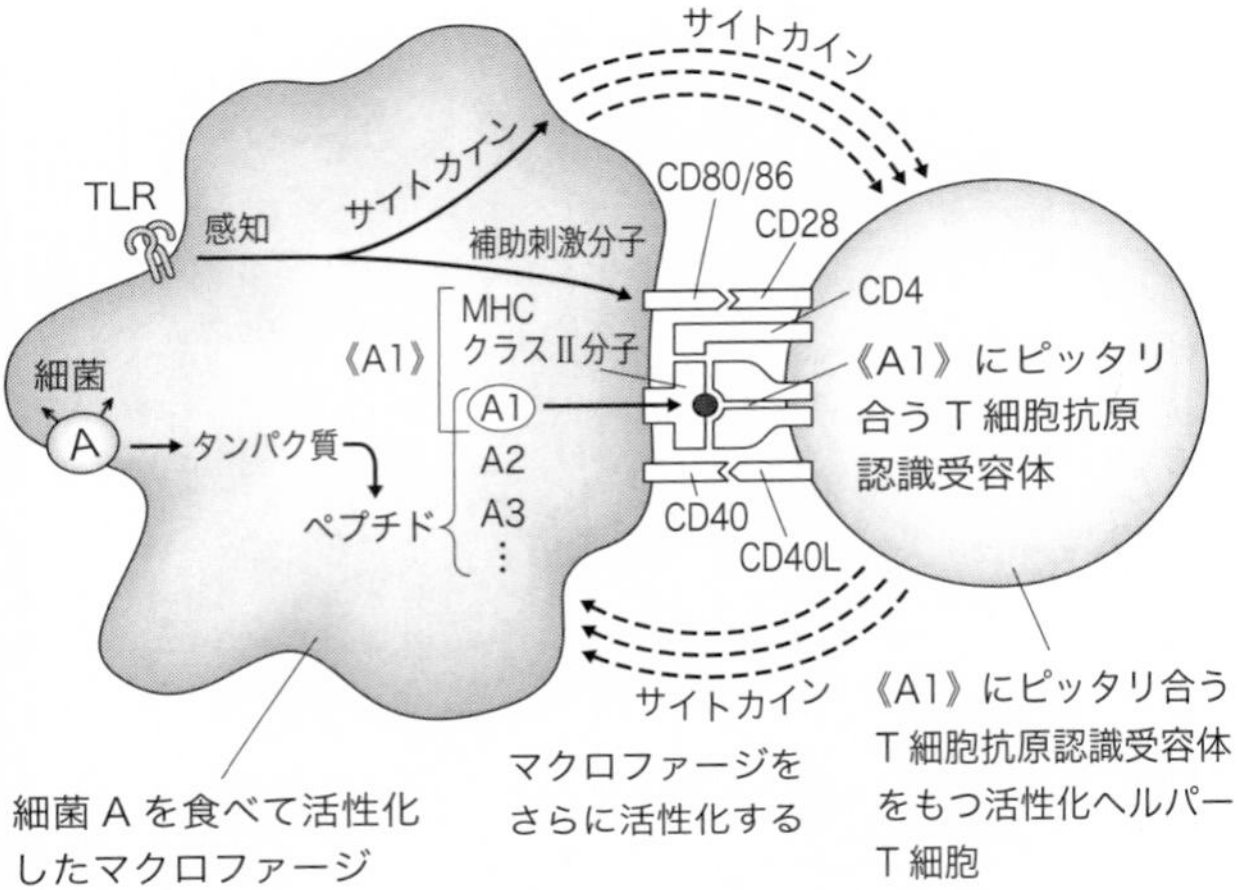

図2-10　マクロファージをさらに活性化する活性化ヘルパーT細胞

一方、現場にやってきた活性化ヘルパーT細胞たちは、細菌Aのペプチドに反応して誕生したわけだから、《A1》《A2》《A3》……のうちのどれかにピタッとくっつくT細胞抗原認識受容体を表面にもっている。

するとなにがおこるか。

活性化したマクロファージの表面に提示された「MHCクラスII＋抗原ペプチド」に、抗原特異的に活性化ヘルパーT細胞が結合する。このときマクロファージからはサイトカインが出ていて、さらに補助刺激分子としてCD80／86が活性化ヘルパーT細胞のCD28に結合して刺激を入れる。すると今度は、活性化ヘルパーT細胞のCD40L（CD40リガンド）がマクロファージのCD40に結合して刺激を入れる。さらに活性化ヘルパーT細胞はサイトカインを放出して、マクロファージはそれをあびる（図２-10）。

その結果、活性化していたマクロファージはさらに活性化し、相当強力な消化能力と殺菌能力を手にする。つまり、つぎの三つの条件がそろったとき、マクロファージは活性化ヘルパーＴ細胞によってさらにパワーアップされる。

①Ｔ細胞抗原認識受容体がマクロファージの「ＭＨＣクラスⅡ＋抗原ペプチド」にピタッとくっつく

②補助刺激分子の結合

③サイトカイン

これらのマクロファージたちは、相当な勢いで病原体を食べまくる。

活性化ヘルパーＴ細胞は、同時にほかのマクロファージにもサイトカインをあびせて抗原非特異的に活性化する。前述のとおり、マクロファージの抗原提示能力は低いので、むしろこちらのはたらきのほうが重要かもしれない。

リンパ節からやってきた活性化ヘルパーＴ細胞たちによって、病原体が侵入した付近のマクロファージは、大いに活性化されることになる。

免疫細胞は抗原の一部を見ているだけ

1章からここまでの流れをまとめておこう。ファンタジックなたとえで恐縮だが、病原体を怪獣に見立ててみよう。

まず、最初に戦いをいどむのは食細胞だ。食細胞は怪獣を食べて、からだの成分やRNA、DNAなどからそいつが怪獣だとわかると活性化する。活性化すると、警報物質を放出する。

警報物質に引きよせられて仲間の食細胞が応援にかけつける。それで怪獣が退治されてしまえば、そこでおしまい。怪獣がなかなか手ごわく、食細胞だけでは手に負えないとなると、仲間の樹状細胞がリンパ節に抗原提示に向かう。

樹状細胞が、怪獣のからだの成分の断片を表面のお皿に乗せて見せると、それぞれのお皿にピッタリ合うナイーブヘルパーT細胞が結合して活性化する。活性化ヘルパーT細胞は増殖して、一部がリンパ節に残り、多数は末梢組織に出ていく。

末梢組織に出た活性化ヘルパーT細胞は、すでに怪獣を食べて活性化しているマクロファージと抗原特異的に出合い、マクロファージをさらに活性化して強力にする。

ここで注目してほしいのは、怪獣のからだの成分の「断片」をもとに獲得免疫が始動されている点だ。

「断片」の実体は、わずか十数個のアミノ酸がつながったペプチドにすぎない。一個のタンパク質分子は何千個、何万個というアミノ酸でできている。怪獣のからだを構成するタンパク質分子は天文学的な数になるだろう。この「断片」がいかに小さいものか、ご想像いただけよう。もとの怪獣をまったく想像できないような極小の「断片」をもとに獲得免疫は始動される。これを驚きと感じる人もいれば、危険と感じる人もいよう。

免疫はダブルチェックが原則

危険と感じた人をフォローすると、ここまでの流れそのものが、誤作動をふせぐしくみになっていることに注目してほしい。つまり、相手が病原体のときだけ作動し、それ以外のときには誤って作動しないようなしくみだ。

まず、抗原提示の場面である。つぎの三つがそろったときにだけナイーブヘルパーT細胞に刺激が入り、活性化するのだった。

①T細胞抗原認識受容体が樹状細胞の「MHCクラスⅡ+抗原ペプチド」にピタッとくっつく
②補助刺激分子の結合
③サイトカイン

すなわち、①の獲得免疫の反応だけではだめで、自然免疫のチェックの結果である②と③の条件がそろわないと、ナイーブヘルパーT細胞は活性化しない。活性化ヘルパーT細胞の誕生には、自然免疫と獲得免疫のダブルチェックが必要というわけである。

このしくみは、本来存在しないはずの自己反応性ナイーブヘルパーT細胞がいた場合に有効である。この自己反応性ナイーブヘルパーT細胞が認識できる自己細胞由来のペプチドが樹状細胞に提示されたとしても、病原体由来ではないので②と③の条件がそろわず、自己反応性のナイーブヘルパーT細胞が活性化することはない（しかしそうとも言い切れない場合もあり、7章で再度議論する）。

もう一つ、からだの末梢組織の場面を考えよう。増殖した活性化ヘルパーT細胞の多くは末梢組織に向かい、病原体を食べて活性化しているマクロファージと出合って、抗原特異的に、同時に抗原非特異的にサイトカインで彼らをさらに活性化する。このときも、つぎの三つの条件が必要だった。

①T細胞抗原認識受容体がマクロファージの「MHCクラスⅡ+抗原ペプチド」にピタッとくっつく
②補助刺激分子の結合
③サイトカイン

すなわち、自然免疫と獲得免疫のダブルチェックが必要となっている。これも、万一、自己反応性の活性化ヘルパーT細胞ができてしまった場合に有効である。自己反応性活性化ヘルパーT細胞が認識できる自己細胞由来のペプチドは、からだじゅういたるところでマクロファージに提示されている。だが病原体由来ではないので②と③の条件がそろわず、これらのマクロファージがやみくもに活性化する危険はない。

自然免疫でユニフォームを、獲得免疫で個人の顔を認識

重要なところなので強調しておこう。

1章で、サッカーやバスケットボールの試合にたとえて、食細胞はユニフォームを見て敵（病原体）か味方かを認識しているとのべた。それに対してT細胞は、敵（病原体）と見なすべき無数の相手の「顔型」をそなえて、相手の顔を認識している。「顔型」がピタッとくっつけば敵、という原則である。そして、ユニフォームを見ても敵、顔を見ても敵である場合に限り、獲得免疫のシステムが始動する。

このように、重要なポイントでは自然免疫と獲得免疫のダブルチェックがはたらき、まちがって自分を攻撃する致命的な誤作動がおこらないようになっている。免疫のダブルチェック体制は、この先の説明でも随所に見られる。

活性化ヘルパーT細胞のはたらきは末梢組織の食細胞を活性化させるだけではない。このほかにも、さまざまな局面で、病原体を攻撃するシステムのスイッチを入れる手助けをする。引きつづき3章、4章でふれることになる。

コラム

「炎症」という言葉

かぜをひいて病院にいくと、「のどに炎症がおきていますね」とよくいわれる。このときの「炎症」は医学的な概念であり、古代ローマの時代から発赤、熱感、腫脹、疼痛の四つが炎症の四兆候とされてきた。

では、その「炎症」の正体はなにかというと、1章でのべたように、病原体に対する自然免疫応答が引き金となって生じるものであることが多い。この場合、侵入した病原体を食べて活性化した食細胞が、サイトカインを出して周囲の毛細血管を拡張させ、その結果として皮膚が赤みを帯びたり（発赤）、熱をもったり（熱感）する。血管の拡張により透過性が高まり、血漿が組織に漏れだす。さらに、組織の体液量が増し（腫脹）、神経末端が圧迫されて痛みが生じる（疼痛）。

このような炎症状態では、血液中の免疫細胞が病態局所に大量に運びこまれて、さらに「炎症」がひどくなる。

つまり、「炎症」とは、ふつうは免疫細胞が存在しない場所に血液中の免疫細胞を集めて、その場所の恒常性をこわす現象といいかえることができる。

重要なことなので念を押すが、炎症による症状は、感染した病原体自体が引きおこすものではなく、その病原体に対峙する自然免疫細胞が引きおこすものである。また、病原体がなくても、物理的な刺激が起点となる場合もある。実験的に、たとえば血管の細胞をグイッと伸ばしてやると、炎症に重要な分子が活性化することがわかっている。

第3章

B細胞による抗体産生

第3章　B細胞による抗体産生

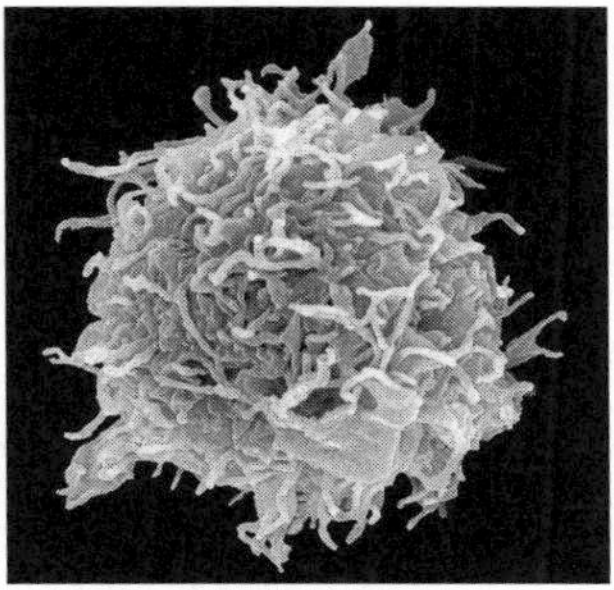

図3-1　B細胞

B細胞の登場

2章では、樹状細胞の抗原提示によって獲得免疫が始動することを説明した。抗原を食べて活性化した樹状細胞は、抗原のペプチドをMHCクラスⅡ分子に乗せて提示し、それに特異的に結合するナイーブヘルパーT細胞を活性化する。これからのべる話はこれと並行して進んでいる話であることに注意してほしい。

舞台は2章と同様にリンパ節。主役はB細胞（Bリンパ球）だ（図3-1）。

B細胞のBはヒトでは骨髄（Bone Marrow）を意味し、

この免疫細胞が骨髄で成熟することに由来する。T細胞のような、ヘルパーとかキラーの区別はない。ルーツとなる細胞はT細胞と同じだが、はたらきはまったくちがう。これからくわしく説明するが、B細胞は抗体の産生にかかわる。

さて、樹状細胞が抗原を食べたのと同じころ、リンパ節のB細胞のもとにも、侵入した抗原が流れついたとする。ここから話をはじめよう。

B細胞抗原認識受容体にくっついた抗原を食べる

リンパ節には、侵入した細菌やウイルス、あるいはその死骸がリンパの流れに乗って絶えず流れつく。待ちかまえるナイーブB細胞は、表面のB細胞抗原認識受容体にピタッとくっついた抗原を食べる（図3-2）。くっついた抗原を受容体ごと細胞内に引きずりこむイメージだ。ナイーブヘルパーT細胞同様、抗原にまだ出合っていないのでナイーブB細胞という。

さてB細胞抗原認識受容体は、ほとんどのナイーブB細胞で異なる形状をしていて、その種類は全部で一〇〇〇億以上もあるといわれている。一方、同じ形状のB細胞抗原認識受容体をもつナイーブB細胞は数えるほどしかおらず、全身で一〇〇個程度ともいわれる。なお、ひとつのナイーブB細胞の表面には一種類のB細胞抗原認識受容体しか発現しておらず、たくさんあってもみな同じ形状である。

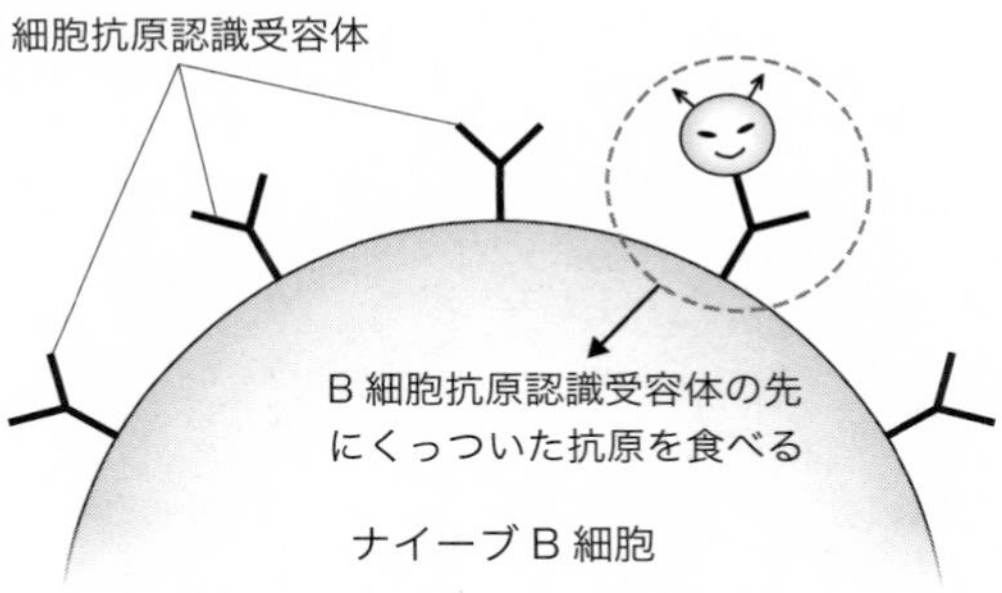

図3-2　B細胞抗原認識受容体にくっついた抗原を食べるナイーブB細胞

ここで重要なのは、つぎの二つの事実だ。

第一に、B細胞抗原認識受容体の形状は一〇〇〇億種類以上もあるので、どのような抗原が流れついたとしても、それにピタッとくっつくB細胞抗原認識受容体をもつナイーブB細胞が必ずいる可能性が高い。

第二に、自己細胞の死骸が流れついた場合、後述するように、ピタッとくっつくB細胞抗原認識受容体をもつナイーブB細胞はほとんどいない。

いかなる抗原にも対応できるように一〇〇〇億種類以上が用意され、かつ、自己成分に反応してしまうものがほとんどないのは、T細胞抗原認識受容体と同じである。どのようにしたら、こんなセットをつくりだせるのかは6章でまとめてのべる。

大きなちがいは、B細胞抗原認識受容体は「抗原そのもの」にくっつく点である。ナイーブヘルパーT細胞のT細胞抗原認識受容体は「MHCクラスⅡ＋抗原ペプチド」にくっつくのだった。

B細胞も抗原提示

どんな抗原にも対応できるように一〇〇〇億種類以上のナイーブB細胞が用意されていて、自己の成分に反応してしまうナイーブB細胞はほとんどいないことがわかった。

さて、ここからは、B細胞抗原認識受容体にくっついた抗原は成分としてタンパク質をふくむとして話を進めよう。タンパク質をふくまない場合は後述する。

抗原を食べたあとにB細胞がすることは、樹状細胞と似ている。抗原を構成するタンパク質を酵素の力でペプチドにまで分解し、MHCクラスⅡ分子に乗せて細胞の表面に提示する。ただしB細胞は、基本的にはB細胞抗原認識受容体にくっついた抗原を食べる。

たとえば、Aという細菌がB細胞抗原認識受容体にくっついて、それをB細胞が食べたとすると、図3-3に示すように、提示されるのは《A1》《A2》《A3》……という、細菌由来のペプチドがMHCクラスⅡ分子に乗ったものである。

では、B細胞が抗原提示する相手はだれか。活性化ヘルパーT細胞である。

2章で、リンパ節から出て末梢組織に向かう活性化ヘルパーT細胞のはたらきについて説明した。本章では、リンパ節に残る活性化ヘルパーT細胞のはたらきが重要となる。

抗原提示するB細胞は、提示している《A1》《A2》《A3》……にピタッとくっつくT細胞抗原認識受容体をもつ活性化ヘルパーT細胞に出合いたい。抗原を食べた時点でB細胞抗原認識受容体から刺激が入って、B細胞はある程度活性化している。さらに完全に活性化するために活性化ヘルパーT細胞に出合いたいのだ。活性化ヘルパーT細胞からのヘルプを受けて完全に活性化して増殖し、生まれかわって、なにかをしたいのである。さて、なにをしたいのだろうか。

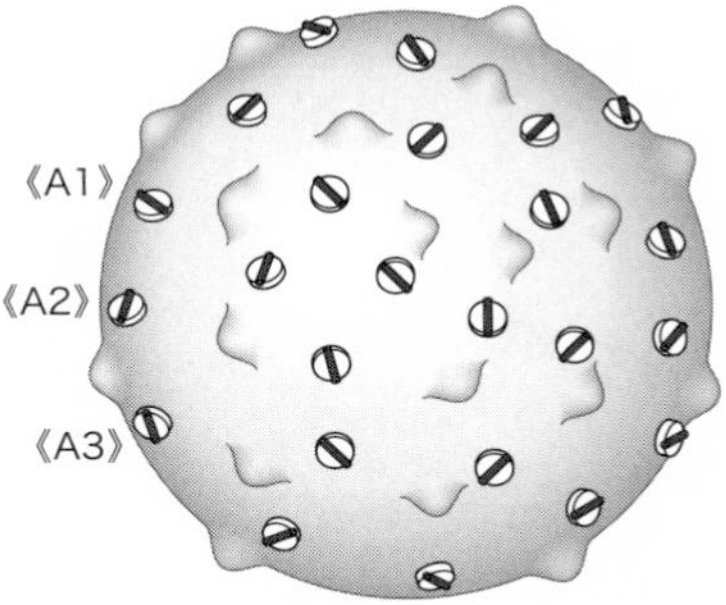

図3-3　B細胞の抗原提示

B細胞抗原認識受容体の正体

図3－4を見てほしい。B細胞抗原認識受容体は、このようなY字形をしている。ふたまたに分かれた先端部分で抗原にくっつく。先端部分二ヵ所の構造はまったく同じだ。ふたまたの部分で抗原をはさみこむわけではないことに注意してほしい。

先にB細胞抗原認識受容体の形状が全部で一〇〇億種類以上もあるといったのは、先端部分の構造が一

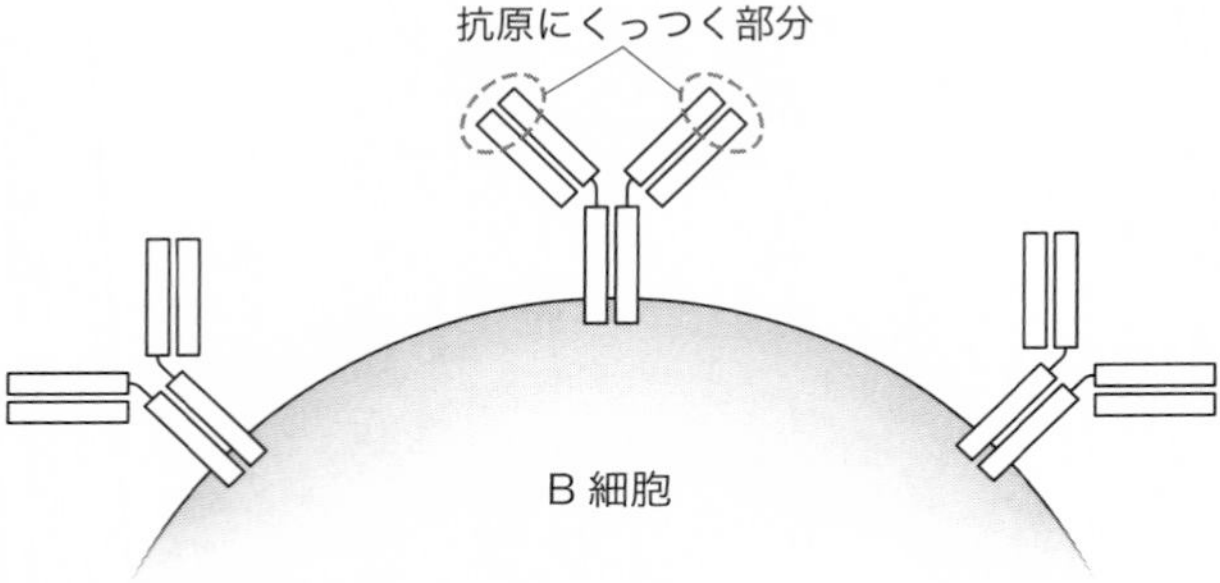

図3-4　B細胞抗原認識受容体の構造

〇〇〇億種類以上もあるということだ。先端部分と抗原（正確には、抗原決定基）との結合のようすを模式的に図3-5に示した。

B細胞抗原認識受容体のY字形を見て、学校でならった抗体に似ている、と感じた読者は勘がするどい。なにを隠そう、B細胞抗原認識受容体は、抗体が細胞膜に発現したものなのである。

混乱しないようにいっておくと、ヘルパーT細胞のT細胞抗原認識受容体や、4章以降に出てくるほかのT細胞のT細胞抗原認識受容体は、抗体とは関係ない。

B細胞の細胞膜に発現している抗体は、あくまで抗原を認識する受容体としてはたらいているので、そのままでは抗原を撃退する武器にはならない。B細胞抗原認識受容体（抗体が細胞膜に発現したもの）にピタッとくっつく抗原の侵入を感知したB細胞は、その抗原に対する抗体を大量生産して、からだじゅうにばらまかねばならないのだ。

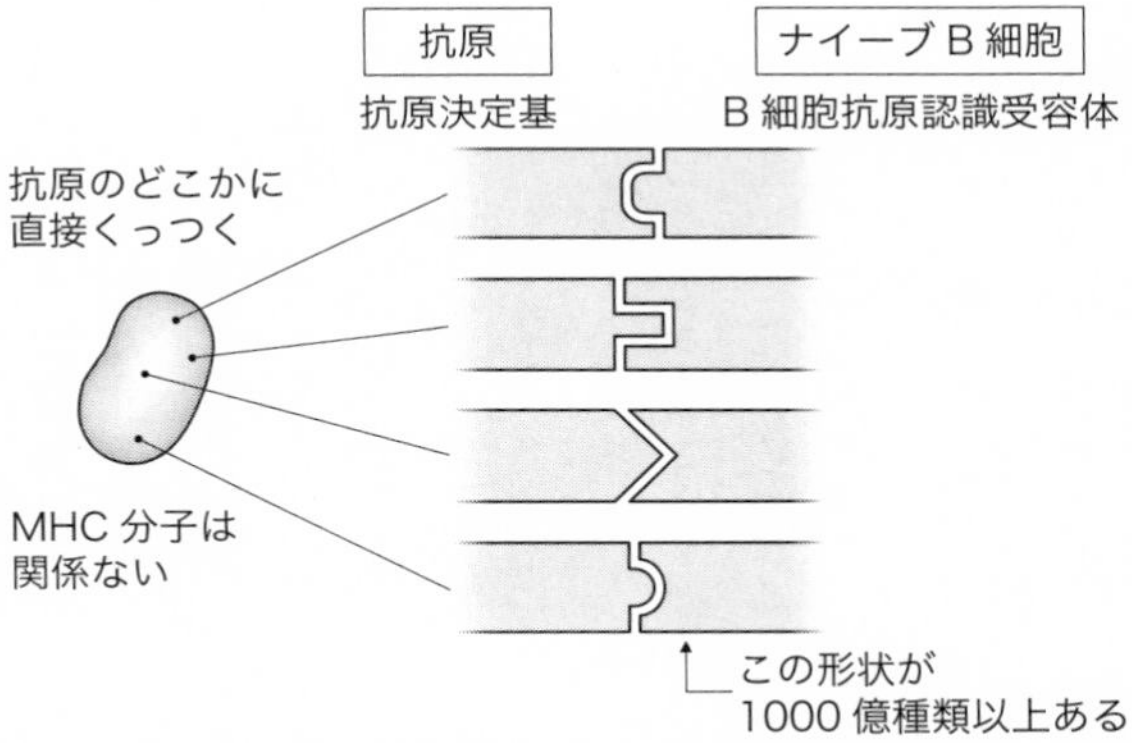

図3-5　B細胞抗原認識受容体と抗原との結合

だからB細胞は、活性化して増殖し、自分の分身を増やしたい。さらに抗体をじゃんじゃんつくって放出する細胞に生まれかわりたい。そのために活性化ヘルパーT細胞の助けが必要なのだ。

樹状細胞は自分が活性化して抗原提示をし、ナイーブヘルパーT細胞を活性化する。一方、B細胞は、ある程度活性化した状態で抗原提示をし、樹状細胞により活性化されたヘルパーT細胞によって完全に活性化してもらうのだ。

活性化ヘルパーT細胞によるB細胞の活性化

ここで1章、2章の話の流れと合流する。

いま、ナイーブB細胞表面のB細胞抗原認識受容体(抗体が細胞膜に発現したもの)に、Aという細菌がくっついたとしよう。ナイーブB細胞はそれを食べて、ある程度活性化して抗原提示をおこなう。

ところで、リンパ節にいるナイーブB細胞にくっつくくらいだから、同じころ、生体防御の最前線にいる食細胞たちも、Aという細菌をむしゃむしゃ食べていると考えられるだろう。すると、それを食べた樹状細胞がリンパ節でナイーブヘルパーT細胞に抗原提示をおこない、活性化ヘルパーT細胞が誕生する。活性化ヘルパーT細胞は増殖して仲間を増やし、一部がリンパ節に残るほかは、多数がリンパ節から末梢組織に出て最前線の食細胞たちをさらに活性化する。ここまでは2章で説明した。

さて、B細胞が抗原提示をおこなう相手がだれだったか、思いだしてほしい。活性化ヘルパーT細胞だ。それも、B細胞はAという細菌を食べて抗原提示しているのだから、Aという細菌由来のペプチドA1、A2、A3、……がMHCクラスⅡ分子に乗った《A1》《A2》《A3》……にピタッとくっつくT細胞抗原認識受容体をもつ活性化ヘルパーT細胞だ。

なんということだろう。このような活性化ヘルパーT細胞は、このときリンパ節にたくさん残っているではないか。Aという細菌を食べた樹状細胞がこのような活性化ヘルパーT細胞を誕生させ、増やしてくれた。お膳立ては済んでいたのだ。

図3-6に、リンパ節で活性化ヘルパーT細胞がB細胞を活性化するようすを示した。

ある程度活性化したB細胞の表面に提示された「MHCクラスⅡ+抗原ペプチド」に、抗原特異的に活性化ヘルパーT細胞が結合する。このときB細胞からは補助刺激分子としてCD80／86

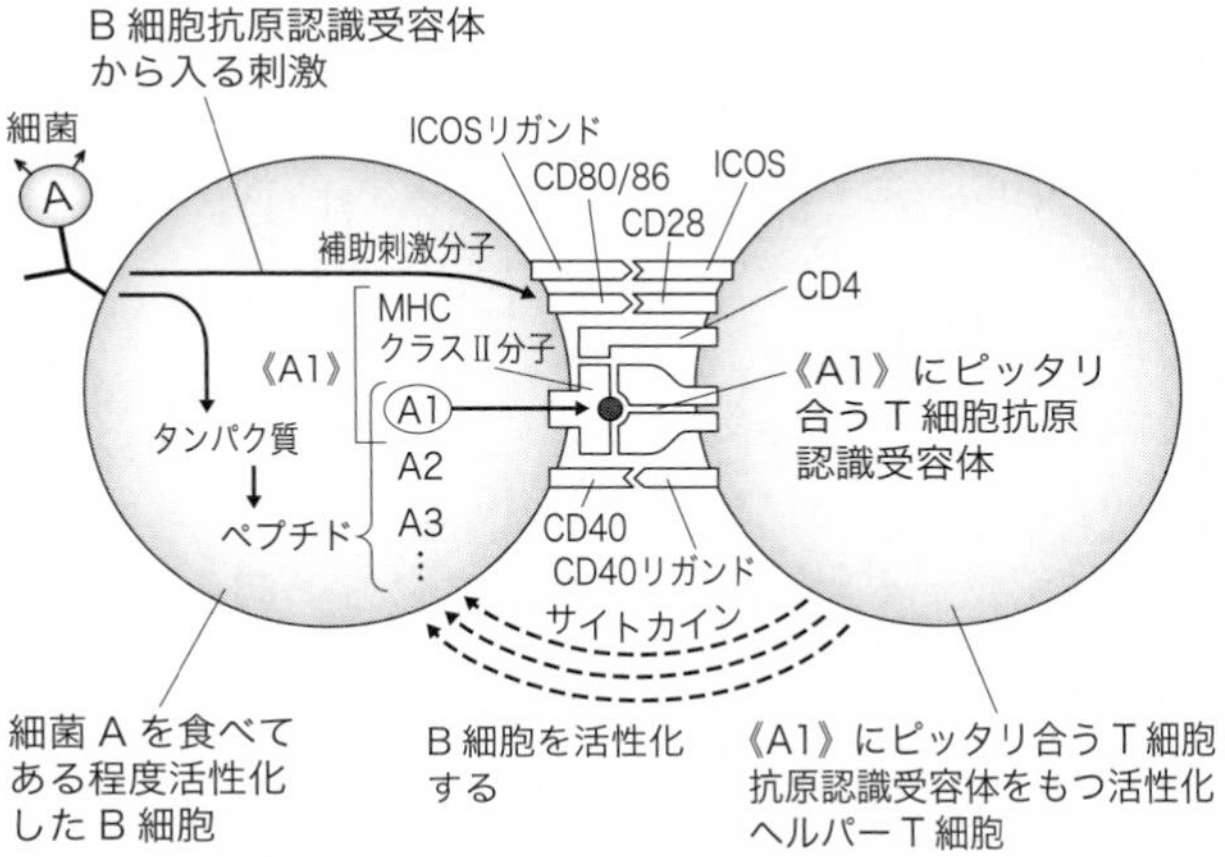

図3-6　B細胞を活性化する活性化ヘルパーT細胞

およびICOSリガンドが出ていて、これが活性化ヘルパーT細胞のCD28およびICOSに結合して刺激を入れる。すると今度は、活性化ヘルパーT細胞のCD40リガンドがB細胞のCD40に結合して刺激を入れる。さらに活性化ヘルパーT細胞はサイトカインを放出して、B細胞はそれをあびる。

活性化ヘルパーT細胞によりB細胞が活性化されるための要件は、つぎの三つだ。

①T細胞抗原認識受容体がB細胞の「MHCクラスⅡ＋抗原ペプチド」にピタッとくっつく
②補助刺激分子の結合
③サイトカイン

この三つがそろったときにだけ活性化ヘルパーT細胞はB細胞を活性化できる。樹状細胞がナイーブヘルパーT細胞を活性化したときと同じ構図であることに気づかれただろうか。強力な武器は、そうかんたんには発動できないようになっているのだ。

出合いは同じリンパ節でおこる

ここで注意してほしいのは、抗原を食べて抗原提示するB細胞と末梢組織に出ずにリンパ節に残った活性化ヘルパーT細胞との出合いは、同じリンパ節のなかでおこる、ということである。2章でのべたように、活性化して抗原提示する樹状細胞とナイーブヘルパーT細胞とが互いにからだじゅうを循環して出合うのとは対照的だ。

リンパ節の構造をくわしく見るとT細胞領域とB細胞領域に分かれていて、B細胞領域をとくに濾胞《ろほう》とよぶ。T細胞領域にはナイーブT細胞（ヘルパーとキラー）が、濾胞にはナイーブB細胞がいて、「ナイーブ」のうちはからだじゅうを循環している。

抗原を食べて抗原提示するB細胞は循環をやめて、ケモカインの作用により、隣接するT細胞領域との境界に向かう。一方、リンパ節に残った活性化ヘルパーT細胞も、同様にケモカインの作用により、隣接する濾胞との境界に向かう。そして両者は、T細胞領域と濾胞（B細胞領域）の境界（T－B境界）で出合うのである（図3－7）。

もうお気づきと思うが、活性化した樹状細胞がナイーブヘルパーT細胞に抗原提示するのは、

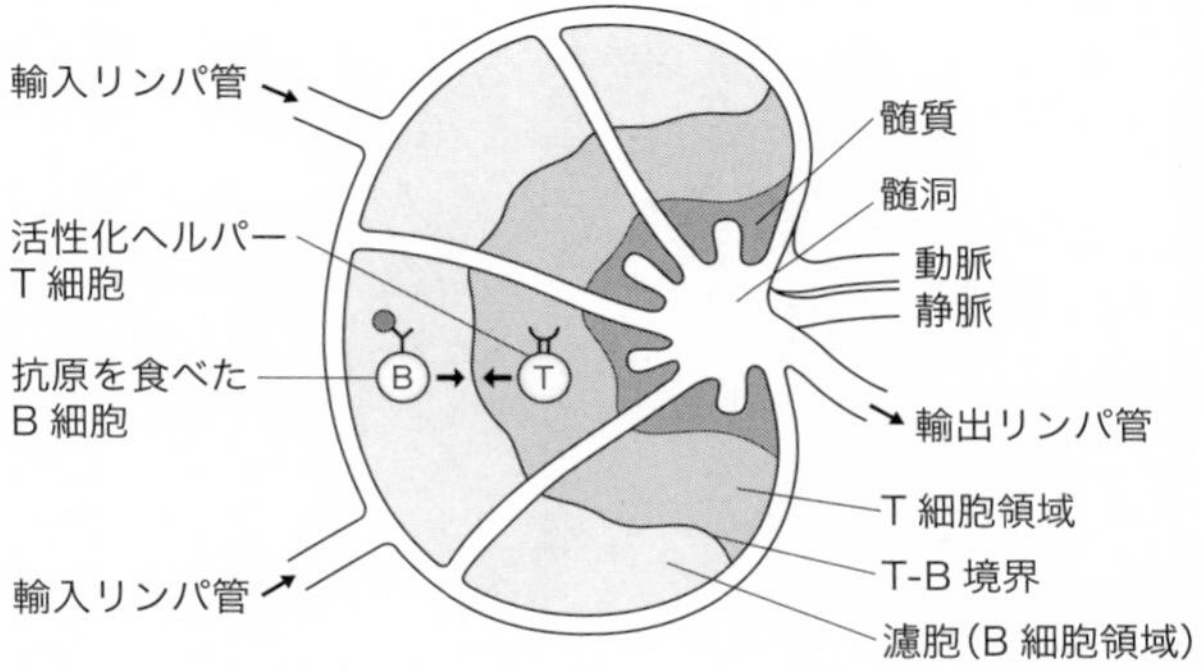

図3-7　リンパ節の構造

T細胞領域である。

B細胞とヘルパーT細胞は抗原のちがうところを見ている

ここまでさらりとのべてきたが、非常に重要なことなので、あらためて指摘しておきたい。

B細胞のB細胞抗原認識受容体は、抗原そのもののどこか特定の構造を見ている。一方、ヘルパーT細胞のT細胞抗原認識受容体は、抗原そのものを直接見ているのではなく、抗原を構成するタンパク質が分解されたペプチドとMHCクラスⅡ分子のセットを見ている。両者はまったくちがうものを見ていながら、同じ抗原を認識している。

ここにも免疫のダブルチェック体制が見てとれる。

B細胞抗原認識受容体にくっついたのだから、相手は抗原となる異物と考えられるが、本当に異物かどうかはそれを分解したペプチドをMHCクラスⅡ分子の上に乗せて提示し、活性化ヘルパーT細胞と照合してたしかめているのである。

万一、自分の細胞由来のものにくっつくB細胞抗原認識受容体をもつB細胞がいた場合、照合に応じる活性化ヘルパーT細胞が存在しないから、そのB細胞が活性化することはない。すなわち、自分に対する抗体はできない。

ここでもダブルチェックにより、まちがって自分を攻撃する致命的な誤作動をふせいでいる。

抗体産生細胞と記憶B細胞に

話をもとにもどそう。

抗原提示するB細胞と活性化ヘルパーT細胞が、T－B境界で出合ってお互いを活性化しあったあと、境界付近から濾胞の外周部にかけた位置で、活性化B細胞が増殖する。増殖した活性化B細胞の一部はプラズマ細胞とよばれる抗体産生細胞になる。そして、一部は記憶B細胞になり、残りは濾胞の中心部へ移動して胚中心とよばれる組織を形成する。同時に、活性化ヘルパーT細胞も胚中心に移動する（図３－８で親和性成熟の前の段階）。なお、免疫記憶については８章であらためてのべる。

さて、増殖した活性化B細胞はどのようにして、プラズマ細胞、記憶B細胞、胚中心を形成する活性化B細胞へと分かれるのだろう。ここのところは、まだよくわかっていないが、おそらくこういうことだろうという概念的な説明を試みよう。

話を簡単にするため、ただ一つの抗原（抗原決定基も一つとする）がリンパ節に流れ着いたとする。抗原はただ一つであっても、それに結合できるナイーブB細胞はただ一つではない。ウサギのぬいぐるみを取るクレーンゲームを思いだしてほしい。くびをガッチリつかんで取れることもあれば、耳の先をかろうじてつまんで取れることもあるだろう。

ただ一つの抗原とナイーブB細胞の関係もこれに似ている。ただ一つの抗原に結合できたナイーブB細胞はたくさんいるのだが、その抗原に対するB細胞抗原認識受容体の性能が異なるのだ。たとえば、増殖した活性化B細胞が一〇個いたとして、その性能が高いものから低いものまで順に10、9、8、…、1と番号がついていたとしよう。このとき10、9、8はプラズマ細胞に、8、7、6、5、4、3は胚中心に、3、2、1は記憶B細胞に、という感じで選別される。

3と8がダブっていることにお気づきかと思う。ダブりのこともふくめて、このように選別されるという結果は実験的にわかるのだが、そのしくみの解明は容易ではない。

このときできたプラズマ細胞は骨髄に移動すると考えられている。

さて、活性化B細胞の一部は濾胞の中心部へ移動して胚中心を形成する。胚中心には暗領域と明領域ができて、暗領域では活性化B細胞がさかんに増殖する。明領域には、活性化ヘルパーT細胞と、抗原のショーウインドウの役目をするFDC（Follicular Dendritic Cell 濾胞樹状細胞）がいる。

胚中心を形成した活性化B細胞も、最終的にはプラズマ細胞になって抗体を大量に放出することを目指す。そこにいたるまでには、特徴的な二つの段階がある。親和性成熟とクラススイッチである。舞台はそのまま胚中心だ。

しかし、詳細を説明するとなると、あまりに複雑で、まだわかっていないことも多い。そのため、ここからも概念的な説明になることをお許しねがいたい。

親和性成熟

前項では「性能」ですませてしまったが、抗原に対する抗体（B細胞抗原認識受容体）の結合力の強さを親和性という。親和性は、抗体分子の抗原結合部位の形状に左右される。抗原にくっついたからといって、親和性が高いとは限らない。すきまが大きすぎて、ぐらついていることがあるかもしれない。クレーンゲームでウサギの耳をかろうじてつまんだシーンを思いだしてほしい。親和性を高め、より強力な抗体をつくるしくみが親和性成熟である。

胚中心では、つぎの①から③の過程が何回もくり返される（図3－8）。

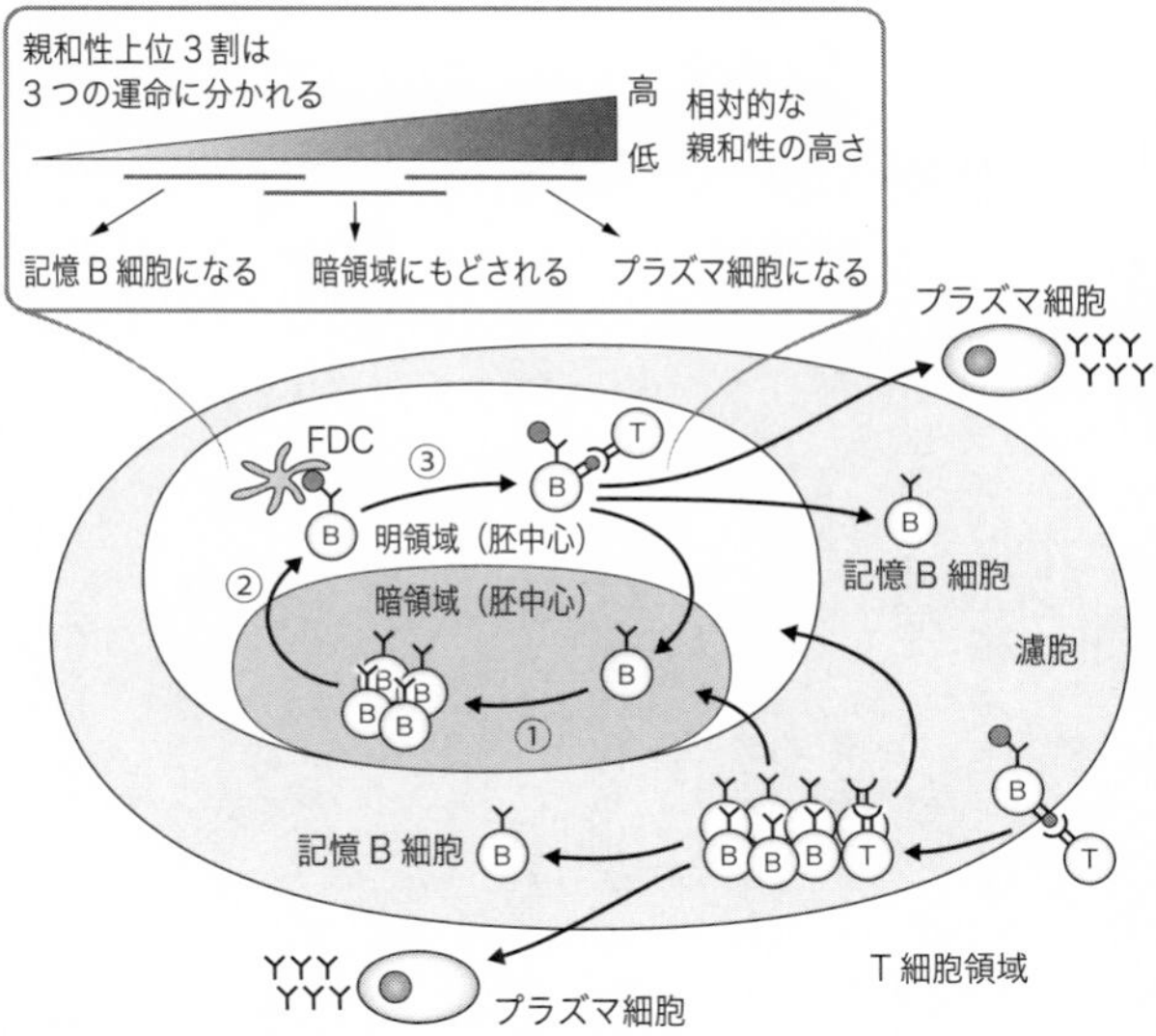

図3-8　親和性成熟（①→②→③→①→…）

①暗領域で活性化B細胞が突然変異をおこしながら増殖する

活性化B細胞は、B細胞抗原認識受容体（抗体が細胞膜に発現したもの）の抗原結合部位に体細胞高頻度突然変異とよばれる突然変異をおこしながら、増殖する。これは増殖ごとにおこり、通常の遺伝子の変異率にくらべ一〇〇万倍も高い。このような突然変異がおこるのは、からだのなかでもB細胞だけである。

注意してほしいのは、ひとつの活性化B細胞ごとに突然変異がおこるのであって、ひとつの活性化B細胞の表面にあるB細胞抗原認識受容体はみな同じである。また、突然変異はランダムにおこるので、必ずよいものができるわけではない。より強固に抗原にくっつくようになるB細胞抗原認識受容体もあれば、逆に、まったくくっつかなくなるB細胞抗原認識受容体もある。

②増殖した活性化B細胞が明領域に移り、FDCに陳列された抗原を取りこむ

FDC(濾胞樹状細胞)のショーウインドウでは、リンパ節に流れてきた抗原を一ヵ所に集めてそのまま陳列している。分解してペプチドを陳列しているわけではないことに注意してほしい。また、たとえばAという細菌はどれでも同じ構造をしていて、リンパ節にも相当な数の破片が流れつく。だから、増殖した活性化B細胞のB細胞抗原認識受容体にもともとくっついた抗原(正確には、抗原決定基を含む破片)は、当然FDC上に陳列されているはずだ。

さて、増殖して明領域に移った活性化B細胞のなかには、FDCに陳列されている抗原とB細胞抗原認識受容体が、強固にくっつくものもあれば、かすかにくっつくものもあれば、まったくくっつかないものもある。強固にくっついたものは、抗原をしっかり取りこんで、「MHCクラスII＋抗原ペプチド」を活性化B細胞の表面にびっしりと発現させる。一方、まったくくっつかないものは、当然ではあるが、「MHCクラスII＋抗原ペプチド」をまったく発現できない。くっつき方が中間のものは、くっつく強さに比例して、活性化B細胞表面の「MHCクラスII＋抗

原ペプチド」の密度が決まる。

そして、このあと活性化ヘルパーT細胞と相互作用するとき、この「MHCクラスⅡ+抗原ペプチド」の密度がものをいう。

ところで、FDCの現場にわずかしか活性化B細胞がおらず、ゆったりと抗原の品定めができるなら、以上の説明があてはまる。しかし、増殖した活性化B細胞の数は膨大である。一つの抗原に対しても大量の活性化B細胞が押しかける。当然、もともと「くっつき方が中間」のもののなかには相当数、「まったくくっつけない」になってしまうものが出てくる。すでに熾烈な生存競争がはじまっているのだ。

③親和性選別——上位三割が生き残り、三つの運命に分かれる

表面の「MHCクラスⅡ+抗原ペプチド」密度の高い活性化B細胞は、活性化ヘルパーT細胞と抗原特異的に強く相互作用し、親和性が高いと判定される。逆に密度が低いと相互作用が弱くなり、親和性が低いと判定される。こうして親和性がはかられることによって、活性化B細胞の運命決定がなされる。

そして、選別の結果として、親和性の高さがおよそ上位三割のものが生き残り、およそ下位七割のものが死ぬ。突然変異をかさねる過程で自己反応性の活性化B細胞ができてしまうこともあ

るので、下位七割がきちんと死ぬことも重要である。

生き残った上位三割の運命は三つに分かれる（図3-8上部）。親和性の高いものはプラズマ細胞になり、親和性の低いものは記憶B細胞になる。親和性が中程度のものは、暗領域にもどされ、再度①〜③の過程をたどる。プラズマ細胞になるもの、暗領域にもどされるもの、記憶B細胞になるものの境目は明瞭ではなく、かなりオーバーラップしている。この点は、胚中心が形成される前にプラズマ細胞や記憶B細胞ができるときと似ており、しくみはよくわかっていない。

①から③をくり返す一連の過程のことを親和性成熟とよぶ。このしくみの必然として、全体としての親和性は上がっていき、より強力な抗体を出せるプラズマ細胞が増えてくる。

ところで、全体として親和性が上がっていくのはわかるが、どのようにして親和性の高いものを選び取るのだろうか。それについては、つぎのように考えられている。

活性化B細胞の数が多いのに対して、活性化ヘルパーT細胞の数が少ないために、これを実現できるのではないかということだ。活性化B細胞が無数にいるなかで、活性化ヘルパーT細胞が三個しかいない状況を想像してみてほしい。親和性成熟の一まわり目、二まわり目、……、それぞれにおいて、最高の三個が選び取られるだろう。

実際はこれほど単純ではないだろうが、これに似たしくみがはたらいているはずだ。ここでも生存競争なのである。何度も何度も競争させられて、B細胞たちには同情してしまう。

一方、なぜ親和性が相対的に低いものが記憶B細胞になるのかという疑問は残る。免疫記憶についてはＢ章であらためてのべる。

親和性成熟の全容はまだ完全に明らかになったわけではない。

クラススイッチ

「抗体」は抗原に対する用語で、物質名としては免疫グロブリン（Immunoglobulin）という。略してIgだ。

抗体はY字形の構造をしていて、ふたまたの先端の構造が一〇〇〇億種類以上もあるので、どんな抗原が来てもそれに結合する抗体が用意されている。一方で、Y字形の先端以外の部分にそれほどの多様性はないが、いくつかの種類がある。これによって抗体は分類され、その分類を「クラス」という。

ここでは、そのうち二つのクラスの抗体に登場してもらおう。MクラスとGクラスだ。ドイツ車にあるような名前だが、それぞれIgM、IgGと記す。

ナイーブB細胞の細胞膜に発現している抗体はIgMだ。そして、プラズマ細胞になったときに産生する抗体は、IgMでなくIgGに変わっていることが多い（図3-9）。

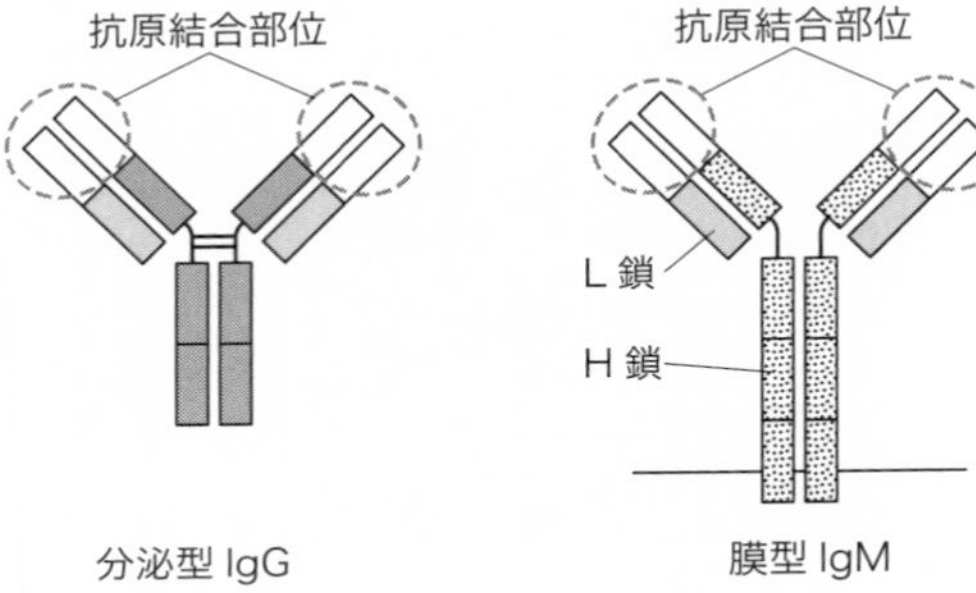

図3-9　膜型IgMと分泌型IgG

抗体のはたらきについてはあとでくわしくのべるが、ＩｇＭとＩｇＧで、抗原に対してどちらが効果的かをくらべたら、圧倒的にＩｇＧである。ならば、なぜＢ細胞は最初からＩｇＧを表面に出していないのかとだれもが思うだろう。

理由は定かでないが、どうも最初はＩｇＭでないと、Ｂ細胞がうまく発生できないらしい。筆者（黒崎）のおこなったマウスの実験によれば、最初からＩｇＧを表面に出すようにしたＢ細胞は、骨髄でうまく発生できなかった。最初はＩｇＭで、抗体として産生されるときにＩｇＧに変わるという流れでないとまずいのだ。

抗体のクラスが変わることを、クラススイッチという。では、それはどのようにおこなわれるのであろうか。

クラススイッチは、活性化Ｂ細胞が増殖するときのサイトカイン環境が決め手になると考えられている。では、そのサイトカイン環境とはどのようなものなのか。種明かしは5章まで待っていただきたい。5章で一気に合理的に説明が可能となる。

なお、これまでクラススイッチは胚中心が形成されたあとにおこると考えられてきたが、近年、胚中心が形成される前にクラススイッチがおこるということがわかってきた。遺伝子レベルでクラススイッチの命令が出されてから、実際にIgMからIgGに変わるまでには、タンパク質をつくり換えたりするなどのタイムラグがある。このタイムラグのために、これまでは胚中心が形成されたあとにクラススイッチがおこると考えられていたのではないだろうか。

また、IgMからIgGにクラススイッチするといっても、胚中心を形成するすべての活性化B細胞にそのような命令がくだるわけではない。なかには、命令を受けずにIgMのままの活性化B細胞もいる。であるにもかかわらず、最終的にはほとんどがIgGにクラススイッチしたように見えるのは、IgM型は途中の親和性成熟で生き残れないからだろうと考えられている。

こうして親和性成熟とクラススイッチを経て、活性化B細胞からプラズマ細胞（抗体産生細胞）が誕生する。プラズマ細胞になると、抗体はもはや細胞膜には発現せず、細胞外に分泌される。だから、表面に林立する抗体がロケットのようにつぎからつぎへと発射される、というわけではない。細胞内で大量につくられた抗体が、細胞外に分泌されていくのだ。

プラズマ細胞の多くは骨髄に移動し、大量の抗体をつくって、からだじゅうに放出しはじめる。胚中心形成前にプラズマ細胞がつくられるのが、病原体の侵入から四〜五日あと、胚中心形成後に親和性成熟、クラススイッチを経てプラズマ細胞がつくられるのが、病原体の侵入から一〇日以上あとである。

短寿命プラズマ細胞と長寿命プラズマ細胞

ところで、話をややこしくしないため、一気にクラススイッチまで説明してきたが、話の流れからご推察の通り、胚中心が形成される前にできるプラズマ細胞はIgM型である。そして、寿命が短い。その証拠に、なんらかの感染症にかかったとき、血中への抗体のあらわれ方を測定すると、最初にIgMが出て、そのあとはずっとIgGが出る。IgM型は親和性成熟がおこっていないので、抗体の抗原に対する結合力は弱い。すなわち低親和性である。

一方、胚中心が形成されたあとにできるプラズマ細胞の多くはIgG型である。親和性成熟によってだんだんと親和性は高まる（図3－10）。そして、寿命が長い。骨髄の環境が、長期間にわたり抗体を産生し続けることを可能にすると考えられている。

クラススイッチの説明のところで、最初からIgGだとB細胞がうまく発生できないらしいと

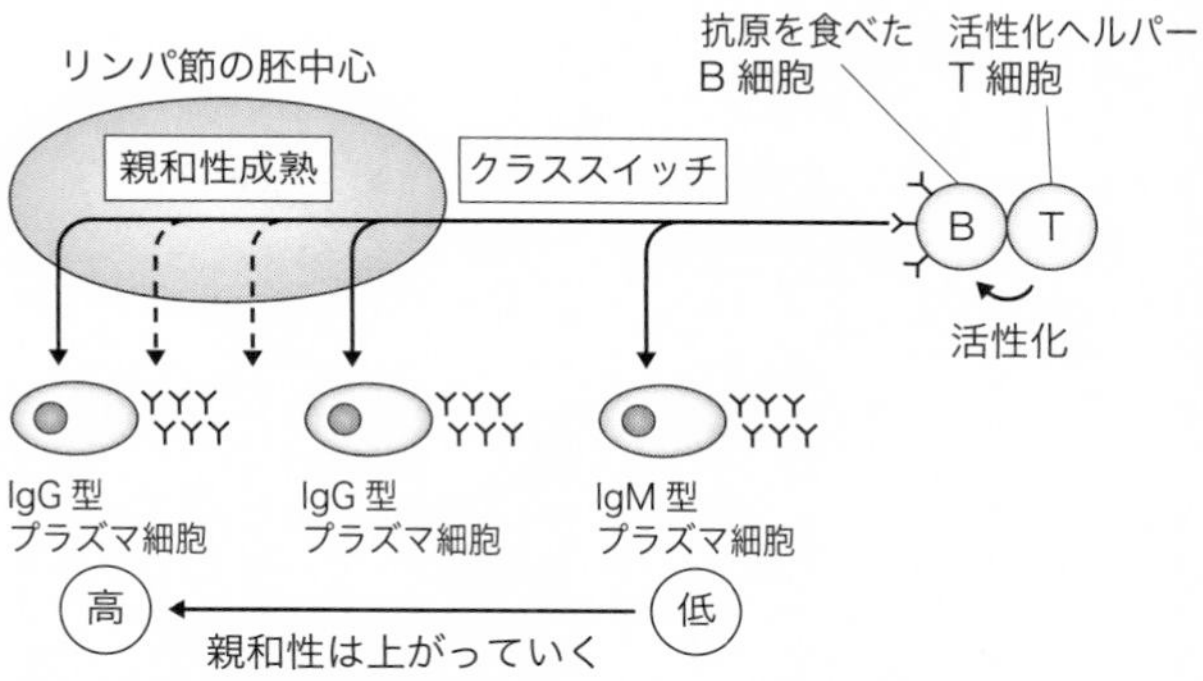

図３-10　一連のプラズマ細胞

のべた。それにくわえて、つぎのような意味があるのではないかと考えられている。

親和性成熟とクラススイッチを経た親和性の高いＩｇＧ型のほうが、抗体としては強力であるが、最初から最強の武器がじゃんじゃん出てしまっては危険でもある。万一、相手が〝人ちがい〟であったら取り返しがつかない。わたしたちのからだは、最初はソフトな抗体であるＩｇＭ型でできる限りのことをして、そのあと段階的に抗体の強度を上げていく戦略をとったのかもしれない。

抗原がタンパク質をふくまない場合

前にことわったように、ここまでは抗原がタンパク質をふくむ場合の説明であった。純粋にタンパク質だけで構成されていなくても、Ｂ細胞抗原認識受容体にくっついたかたまりのなかにタンパク質がふくまれていれば、ここまでの説明があてはまると考えてよい。たとえばタ

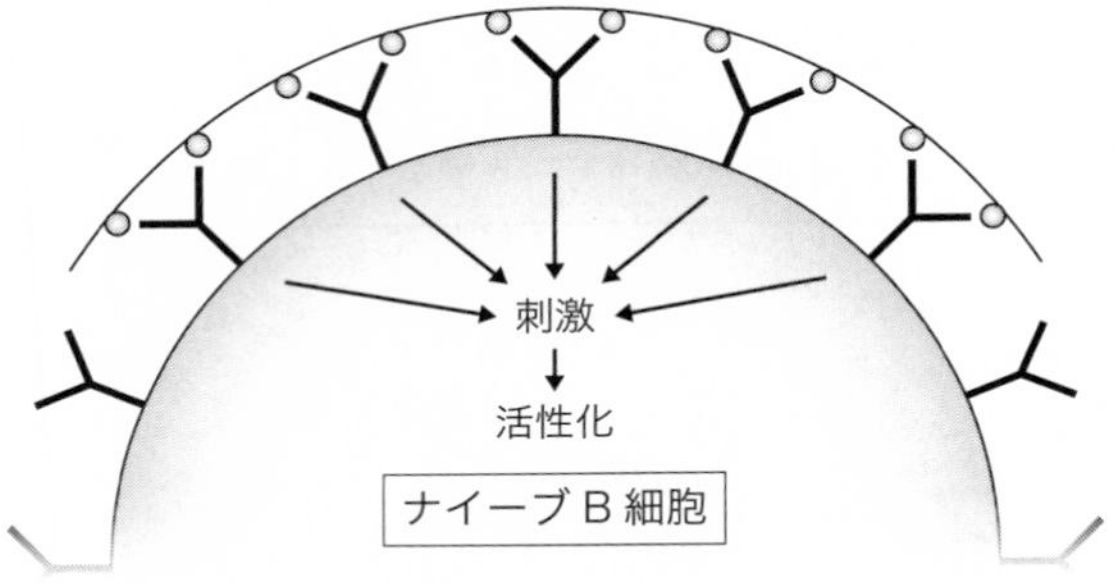

図3-11　くり返し構造をもつ抗原によるナイーブB細胞の活性化

ンパク質とタンパク質でない物質が合わさって表裏になっている抗原で、B細胞抗原認識受容体にくっついたのが裏のタンパク質でない部位だったとしても、ここまでの説明はあてはまる。

それでは、抗原にタンパク質がふくまれない場合はどうなるのだろう。

タンパク質をふくむ抗原との決定的なちがいは、B細胞は「MHCクラスII＋抗原ペプチド」を活性化ヘルパーT細胞に提示できない、ということである。ペプチドはタンパク質の断片なのだから当然である。つまり、タンパク質をふくまない抗原の場合は活性化ヘルパーT細胞の助けを受けられないのだ。

だからといって抗体ができないわけではない。タンパク質をふくまない抗原というと、たとえば細菌の細胞壁の成分であるリポ多糖などがある。これらはしばしばくり返し構造をもっており、B細胞抗原認識受容体が認識する部

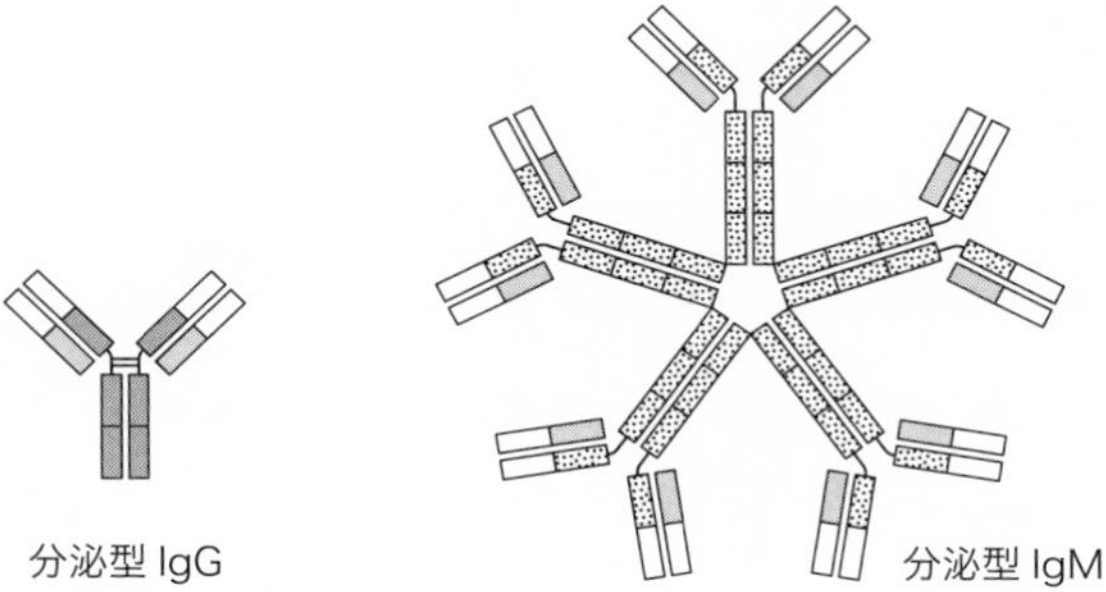

図3-12　分泌型IgMと分泌型IgG

位、すなわち抗原決定基が反復して複数存在していることが多い。

すると、ナイーブB細胞の表面の多くのB細胞抗原認識受容体に同時にくっつくので、一度に多くの刺激が入ってナイーブB細胞がなんとか活性化するのだ（図3－11）。ただし、クラススイッチはおこらず、抗体のクラスとしてIgMしか出せない。もちろん親和性成熟もおこらない。

そうはいっても活性化ヘルパーT細胞との相互作用という儀式を一気に飛ばせるので、抗体放出までの期間が短く、それなりに有用である。このIgMを産生する細胞のこともプラズマ細胞という。

IgMは、はたらくときに図3－12のように五量体の形をとる。基本形のY字形とあまりにちがうので混乱してしまう人が多いが、単に五個のY字が輪になっているだけである。もちろんB細胞抗原認識受容体のときは一つのY字で存在し、大量に吐き出されるときにこのような五量体になる。

前述のとおりＩｇＭは抗体としては強力ではないが、五量体になることでそれを補っている。同時に何ヵ所にもくっつけるということは、抗原決定基が反復して存在する細菌の細胞壁のリポ多糖などの抗原には、まさにうってつけだ。

タンパク質をふくまない抗原の場合に、くり返し構造をもっていればナイーブＢ細胞がなんとか活性化し、ＩｇＭが出ることを説明した。ポイントは「抗原決定基が反復して存在すること」であるから、タンパク質をふくむ抗原であっても、くり返し構造をもつものであれば、以上の説明があてはまることを申し添えておく。

抗体はどう戦うか

抗原抗体反応ということばがあまりに有名なためか、抗体が抗原に結合しようものなら、その瞬間、バリバリと音を立てて抗原が破壊されるようなイメージが根強い。最初に断言すると、抗体がくっついた瞬間に抗原が破壊されるようなことはない。

抗体の主力であるＩｇＧのおもなはたらきとして「①中和」と「②オプソニン化」の二つを紹介する。順に説明しよう。

①中和

〈毒素の中和〉 細菌によっては、わたしたちのからだに侵入して、毒素をまきちらすものがいる。また、細菌は増殖するかたわらで死ぬものも多く、細胞がこわれて内容物が漏れだし、毒素としてはたらく場合がある。このような毒素は、わたしたちのからだの細胞のなんらかの受容体に結合したり、あるいは細胞に取りこまれたりすることで毒性を示す。抗体が毒素に結合すれば、毒素の形や性質が変わり、受容体に結合したり、細胞に取りこまれたりしなくなり、毒性がなくなる。たとえば破傷風菌が出す毒素やヘビ毒は神経細胞に作用して重篤な症状を引きおこすが、抗体により無毒化することができる。最終的には、抗体が毒素に結合したものを食細胞が食べて処理する。

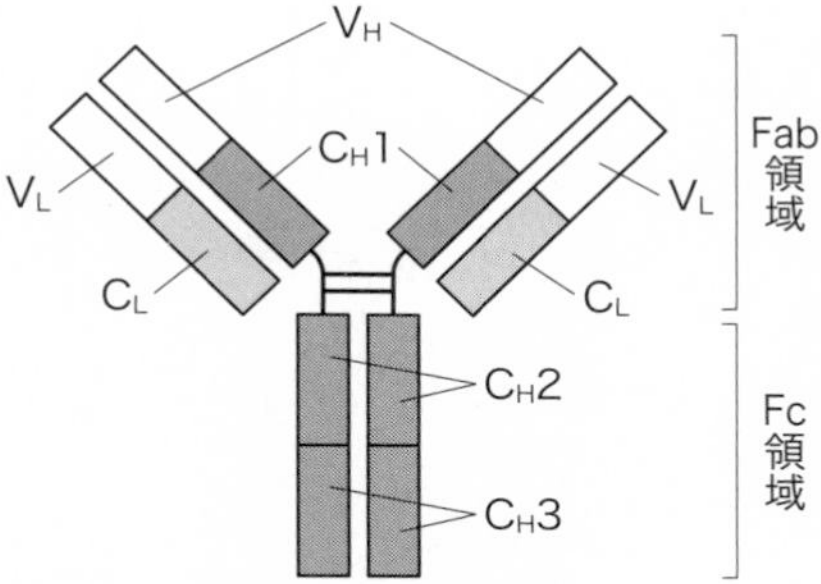

図3-13　分泌型IgGの構造

〈ウイルスの中和〉 ウイルスは、わたしたちのからだの細胞に侵入して増殖する。ウイルスは細胞に侵入するために、まず細胞表面のそのウイルスに特異的な受容体に結合する。抗体がウイルスに結合すれば、ウイルスは細胞表面の受容体に結合することができなくなり、細胞に侵入することもできない。最終的には、抗体がウイルスに結合したものを食細胞が食べて処理する。

②オプソニン化

ＩｇＧの少しくわしい形を図3‐13に示した。

Ｙ字形の根もとのFc領域に、食細胞が表面にもっているFc受容体が結合する。すると、抗体を介して食細胞と抗原が結合する形になるので、食細胞ははげしく抗原を食べるようになる。抗原にたくさんの抗体が結合すれば、食細胞はたくさんの箇所で抗原と結合でき、食欲が増す。この作用を抗体によるオプソニン化という。

②のオプソニン化については、さらに掘り下げて説明する必要がある。1章からここまでの話が、ここで一気にひとつの流れに収束する。

締めくくりは自然免疫

1章からの流れをおさらいしよう。

侵入した病原体に、まず食細胞が対応する。食細胞は病原体を認識して活性化する。食細胞だけで手に負えないようなら、仲間の樹状細胞が抗原提示のためリンパ節に向かい、抗原特異的にナイーブヘルパーT細胞を活性化する。

並行してナイーブB細胞がB細胞抗原認識受容体にくっついた抗原を食べて、同じころに誕生した活性化ヘルパーT細胞に抗原提示する。活性化ヘルパーT細胞は抗原特異的にB細胞を活性化し、活性化B細胞はプラズマ細胞となって抗体をつくり放出する。抗体による「①中和」作用がはたらき、病原体が排除されていく。

このとき、末梢に出ていった活性化ヘルパーT細胞がなにをしていたかを思いだしてほしい。食細胞をさらに活性化していたはずだ。これによって食細胞は、相当強力な消化能力と殺菌能力を手にできるのである。ここに「②オプソニン化」が登場する。

つまり、最高にパワーアップしている状態の食細胞の前で、抗原に抗体がくっついてオプソニン化されるのだ。ほどよく焼けたステーキに最高のソースがかけられたようなものであり、食細胞たちの食欲たるや猛烈なものとなる。

以上の流れを見てわかるように、免疫のはたらきは、最初に自然免疫が対応したあとに獲得免疫が出ていく、というような単純な図式ではない。自然免疫と獲得免疫は、相互に、複雑に助け合って、病原体を排除している。そして、ここまで説明したすべてのケースで、自然免疫が締めくくっている。

まだ排除できない侵入者がいる

伝家の宝刀、抗体が登場したというのに、じつは、まだ排除できていない侵入者がいる。それは、細胞に感染したウイルスだ。細胞の外を流れているウイルスなら、抗体や食細胞のはたらきでなんとかなる。しかし、細胞にもぐりこまれてしまったら手が出せない。抗体も細胞のなかには入ることができない。同じ理由で、細胞に寄生するタイプの細菌に対しても、抗体は無力だ。

4章では、いまさらではあるが、細菌とウイルスのちがいを説明することからはじめる。そして、キラーT細胞という、おそろしげな名前の免疫細胞が主役となる。

第4章 キラーT細胞による感染細胞の破壊

ウイルスと細胞内寄生細菌

細胞に感染したウイルスや、細胞内に寄生するタイプの細菌に対して、抗体はほとんど無力だ。抗体は細胞のなかまで入りこめないからだ。

細菌はふつう、細胞外で増殖する。たとえば血液中とか、細胞をささえる組織のすきまとかだ。増殖によって周囲を傷害したり、吐き出す毒素や死んで漏れ出る毒素がからだにダメージをあたえたりする。しかし、細胞外にいるかぎりは、3章までにのべた免疫のしくみで排除される。問題なのは、細胞内に寄生するタイプの細菌で、クラミジアやリケッチアなどがある。

ウイルスは、そもそも単独で増殖することができない。ほかの生物の細胞を借りなければ自己複製できないのだ。その意味でウイルスは、生物といえないかもしれない。

典型的なウイルスの生活環は、吸着、侵入、脱殻、合成、成熟、放出という六つのステップに

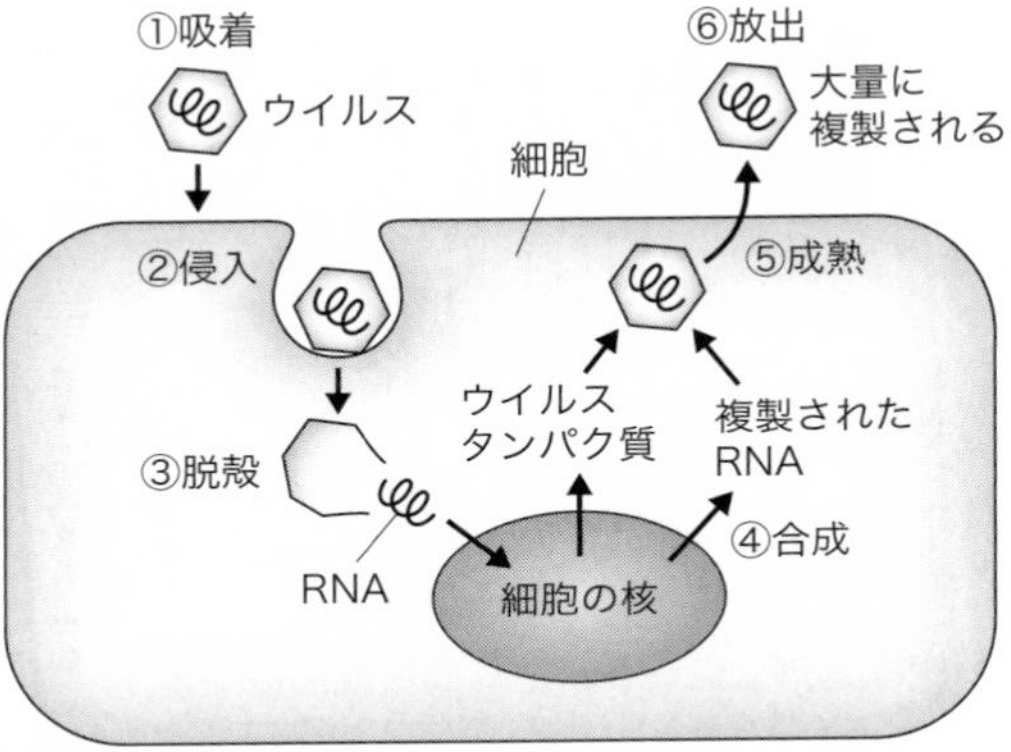

図4-1　ウイルスの生活環

分けられる。要は、細胞にもぐりこんで複製装置を借り、自分を大量に複製して、それらがその細胞を飛びだし、つぎの細胞へと移っていく（図4-1）。

つぎの細胞へ移るために細胞外に出たときや、細胞に吸着できずに細胞外をただよっているときは抗体が有効だが、細胞のなかにもぐりこんでいるとき、すなわち細胞感染したときは、抗体が通用しない。

もう一つのタイプのお皿

ウイルスや細胞内寄生細菌をどう排除するか。

そのための戦略は、感染した細胞をまるごと破壊してしまうことだ。この戦略を発動するために、少々まわりくどくて複雑なしくみが存在する。抗体の放出だけでもあれだけ複雑だったのに、免疫というシステムはとことん複雑にできている。

ここで新たなお皿に登場してもらおう。ＭＨＣクラスＩ分子だ。２章ですでに予告していたので、満を持しての登場である。すでに説明したＭＨＣクラスⅡ分子は、樹状細胞のように抗原提示をする細胞がもつお皿であり、食べたものを分解してペプチドにして乗せるものだった。

新たに登場するＭＨＣクラスＩ分子は、からだじゅうのすべての細胞がもつお皿であり、細胞質で自分のタンパク質が分解されてできたペプチドをその上に乗せるものだ。細胞質ではつねにタンパク質がつくられたりこわされたりしていて、いつも大量のペプチドが存在する。それらがＭＨＣクラスＩ分子というお皿に乗って提示される。

だから、ウイルスなどに感染していないとき、からだじゅうの細胞の表面には、ＭＨＣクラスＩ分子に自分の細胞由来のペプチドが乗ったものだけが提示されている（図４‐２上）。

ここに、たとえばＣというウイルスが感染したとすると、細胞質にはウイルス由来のペプチドもできてくるので、ＭＨＣクラスＩ分子には、自己細胞由来のペプチド「ア」「イ」「ウ」……にまじって、ウイルス由来のペプチド「Ｃ①」「Ｃ②」「Ｃ③」……も乗るようになる。ＭＨＣクラスＩ分子にＸというペプチドが乗った状態を〈Ｘ〉と表現するなら（クラスＩなので括弧を一重にした）、ウイルス由来の〈Ｃ①〉〈Ｃ②〉〈Ｃ③〉……と、自己細胞由来の〈ア〉〈イ〉〈ウ〉……が同時に提示された状態だ（図４‐２下）。

ＭＨＣクラスＩ分子にペプチドが乗るこのしくみは、からだじゅうの細胞が「わたしはこうい

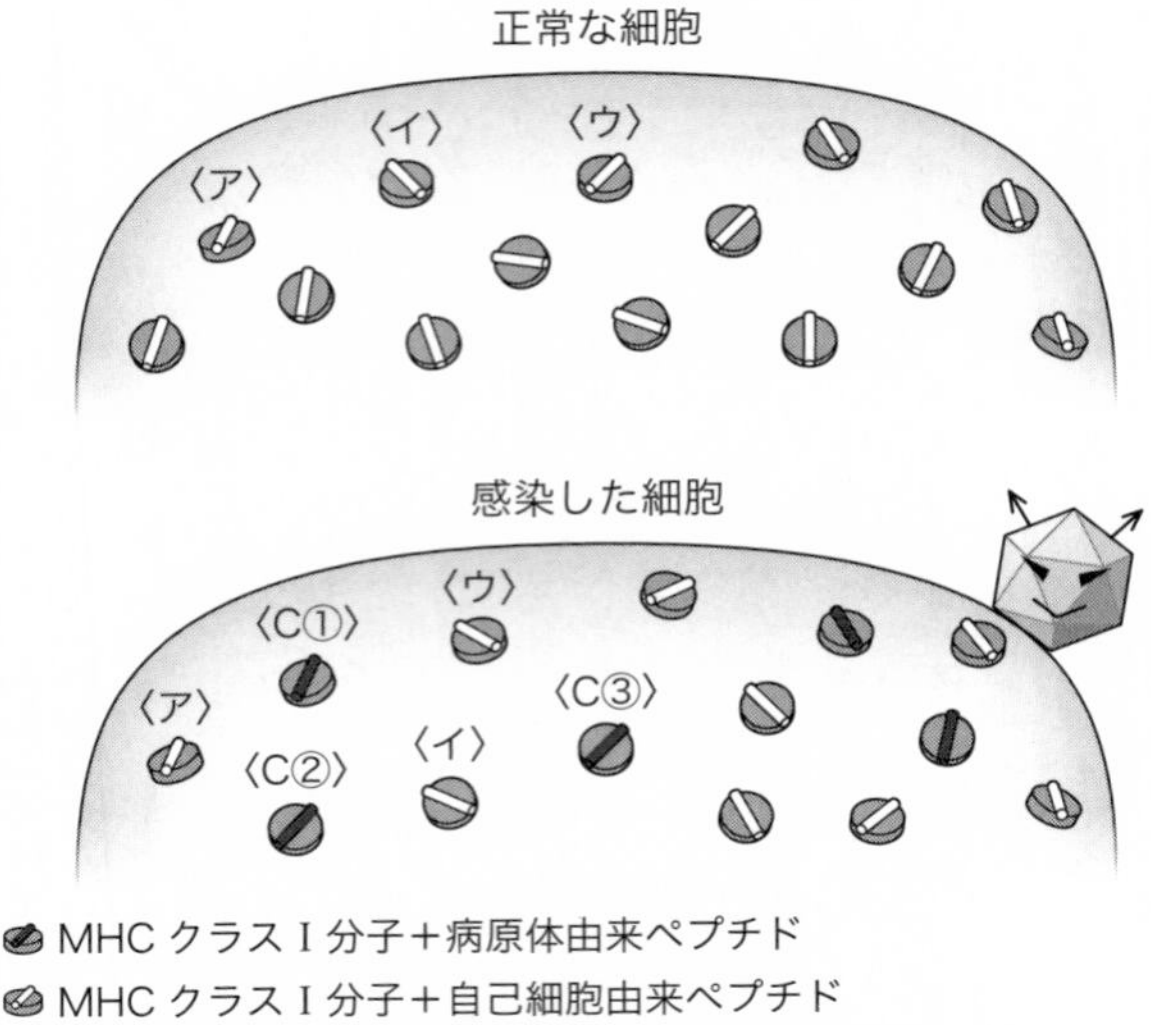

図4-2　正常な細胞の表面と感染した細胞の表面

う細胞です」ということを免疫細胞に知らせる目印になっている。ＭＨＣクラスⅠ分子に自己細胞由来のペプチドが乗っていれば「わたしは正常な細胞です」との目印であり、ＭＨＣクラスⅠ分子にウイルスや細胞内寄生細菌由来のペプチドが乗っていれば「わたしは感染した細胞です」との目印である。

　どの細胞を破壊すればよいか、そのターゲットはわかった。ＭＨＣクラスⅠ分子にウイルスや細胞内寄生細菌由来のペプチドを乗せて提示している細胞だ。では、このターゲットを、どんな免疫細胞が、どうやって破壊するのか。説明をつづけよう。

クロスプレゼンテーション

ＭＨＣクラスⅠ分子は、からだじゅうの細胞がもつお皿である。一方、ＭＨＣクラスⅡ分子は、抗原提示細胞がもつお皿である。論理の帰結として、抗原提示細胞は、両方のお皿をもつことになる。

場面を2章の途中まで巻きもどそう。病原体を食べた樹状細胞がナイーブヘルパーT細胞に抗原提示をするところだ。樹状細胞は、お皿のようなＭＨＣクラスⅡ分子にペプチドを乗せたものを、表面にたくさん提示している。ＭＨＣクラスⅡ分子に乗るペプチドは、大多数が病原体由来のペプチドで自己細胞由来のペプチドがまじっている。

ここから話は少しややこしくなる。

ＭＨＣクラスⅠ分子は細胞のなかでつくられたペプチドを提示するお皿である。ＭＨＣクラスⅡ分子は食べたもの由来のペプチドを提示するお皿である。にもかかわらず抗原提示細胞は、食べたもの由来のペプチドを、ＭＨＣクラスⅠ分子の上にも乗せることができるのである。これをクロスプレゼンテーションという。

百聞は一見に如かず。Ｃというウイルスを食べた樹状細胞の表面は、図４－３のようになっている。ウイルス由来の〈Ｃ①〉〈Ｃ②〉〈Ｃ③〉……と《Ｃ１》《Ｃ２》《Ｃ３》……、自己細胞由

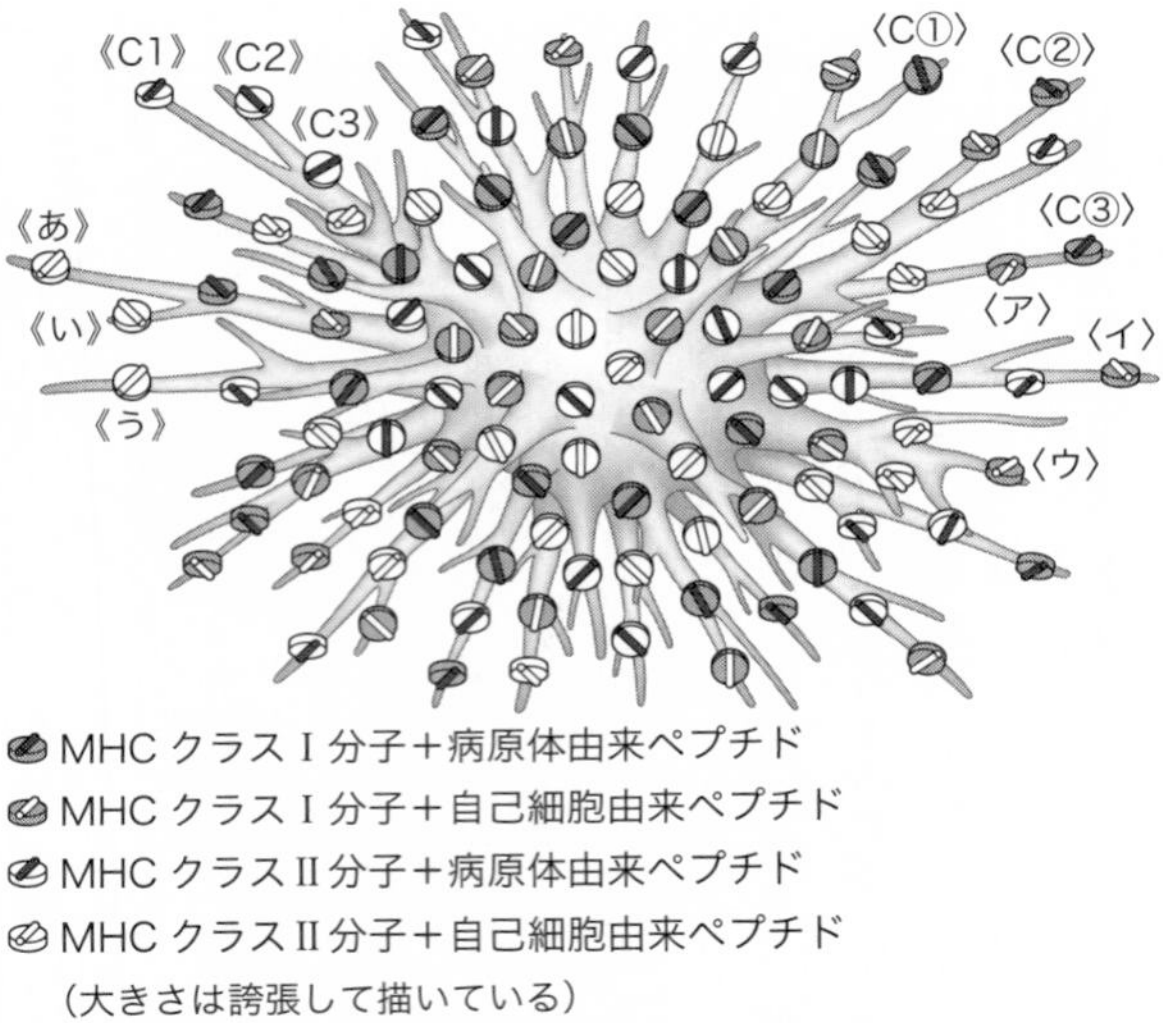

図4-3　ウイルスを食べた樹状細胞の表面

来の〈ア〉〈イ〉〈ウ〉……と《あ》《い》《う》……が同時に提示された状態だ。

「C①」と「C1」、「あ」と「ア」のように書き分けているのは、同一のペプチドがMHCのクラスⅠとクラスⅡの双方に乗る、という誤解を避けるためである。

ナイーブキラーT細胞の活性化

樹状細胞が、食べたものをMHCクラスⅠ分子の上にも乗せて抗原提示していることを説明した。こんなふうにして抗原提示をおこなう相手は、ナイーブキラーT細胞である。

T細胞には表面にCD4分子をもつものとCD8分子をもつものがあって、前者がヘルパーＴ細胞、後者がキラーＴ細胞（細胞傷害性Ｔ細胞〈ＣＴＬ〉ともいう）である。ＭＨＣクラスⅡ分子とくっつくにはＣＤ４が、ＭＨＣクラスⅠ分子とくっつくにはＣＤ８が必要となる。２章でのべたように、ＭＨＣクラスⅡ分子を介した抗原提示によってナイーブヘルパーＴ細胞が活性化する。

ＭＨＣクラスⅠ分子を介した抗原提示によって活性化するのは、ナイーブキラーＴ細胞である。感染細胞を破壊する特命をおびているのでキラーとついている。

抗原提示からナイーブキラーＴ細胞が活性化するまでの話は、２章でのべたナイーブヘルパーＴ細胞が活性化するまでの話とほとんど同じである。ウイルスや細胞内寄生細菌はたしかに細胞のなかにひそんではいるが、細胞外に浮遊しているものもいるし、感染細胞がこわれることもある。したがって、樹状細胞の貪食の対象となる。

ちがっているのは、ナイーブヘルパーＴ細胞のＴ細胞抗原認識受容体の結合部位が「ＭＨＣクラスⅡ＋ペプチド」であるのに対し、ナイーブキラーＴ細胞のＴ細胞抗原認識受容体の結合部位が「ＭＨＣクラスⅠ＋ペプチド」であるところと、その活性化のために活性化ヘルパーＴ細胞がサイトカインをあびせるところの二ヵ所だけだ。

よって、樹状細胞が提示する「ＭＨＣクラスⅠ＋抗原ペプチド」にピタッとくっつくＴ細胞抗原認識受容体をもつナイーブキラーＴ細胞がやってきて、樹状細胞に結合する場面までスキップする。ただし、つぎの二つの事実は重要なので、ナイーブキラーT細胞のこととして、あらためてのべておく。

第一に、T細胞抗原認識受容体の形状は一〇〇〇億種類以上もあるので、樹状細胞がどのようなウイルスや細胞内寄生細菌を食べたとしても、すなわちウイルスや細胞内寄生細菌由来のどのような「MHCクラスI＋抗原ペプチド」を提示したとしても、それにピタッとくっつくT細胞抗原認識受容体をもつナイーブキラーT細胞が必ずいる可能性が高い。

第二に、樹状細胞が自己細胞の死骸を食べて、それに由来する「MHCクラスI＋自己ペプチド」を提示しても、後述するように、それにピタッとくっつくT細胞抗原認識受容体をもつナイーブキラーT細胞はほとんどいない。いかなる抗原にも対応できるように一〇〇〇億種類以上が用意され、かつ、自己成分に反応してしまうものはほとんどない。どうすれば、このようなT細胞抗原認識受容体のセットをつくりだせるのかについては6章であらためてのべる。

活性化ヘルパーT細胞がナイーブキラーT細胞の活性化を助ける

ナイーブキラーT細胞が正常に活性化するには、活性化ヘルパーT細胞が必要である。

いま、ナイーブキラーT細胞が結合している樹状細胞の表面の状態を思いだしてほしい。MH

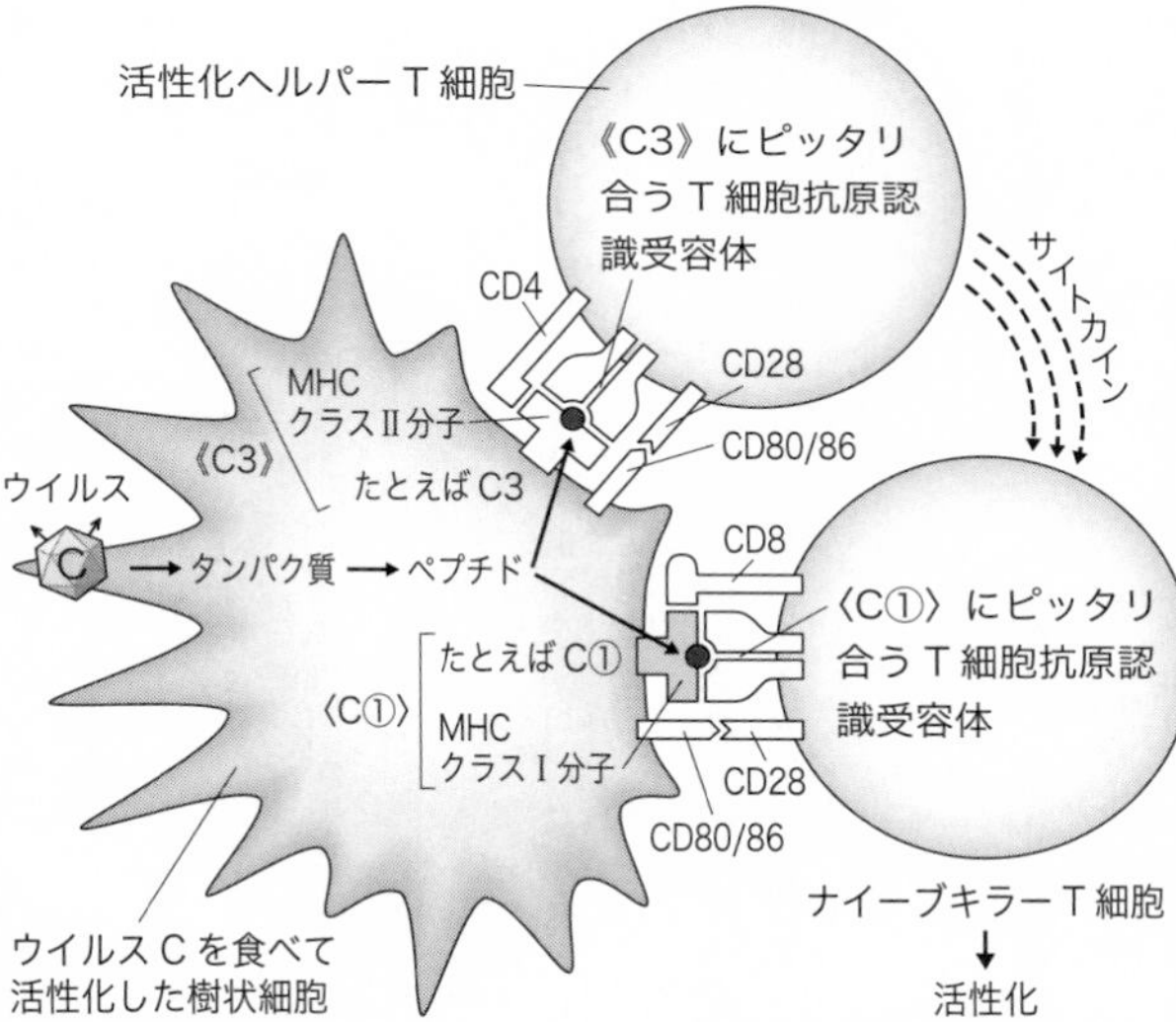

図4-4　ナイーブキラーＴ細胞が活性化するときの樹状細胞・活性化ヘルパーＴ細胞との相互作用

Ｃクラス I 分子の状態は、ウイルス由来の〈Ｃ①〉〈Ｃ②〉〈Ｃ③〉……が多数提示された状態だった。そのなかの、たとえば〈Ｃ①〉にナイーブキラーＴ細胞は結合している。

そして樹状細胞には、ＭＨＣクラスⅡ分子も発現しているのだった。そちらの状態も、ウイルス由来の《Ｃ1》《Ｃ2》《Ｃ3》……が多数提示された状態だった。ということは、《Ｃ1》にも、《Ｃ2》にも、《Ｃ3》にも……、そのどこかにナイーブヘルパーＴ細胞が結合して活性化しているという状況がおこりうる。

つまり、ナイーブキラーＴ細胞が

結合している樹状細胞には、認識する「MHC＋ペプチド」はちがうが同じウイルス由来のペプチドを認識する活性化ヘルパーT細胞が、同時に結合している場面が生じる。実際、そうやって同じ樹状細胞に結合した活性化ヘルパーT細胞からサイトカインをあびるなどして、ナイーブキラーT細胞が活性化する（図4－4）。

一方、ウイルスや細胞内寄生細菌が樹状細胞そのものに感染した場合は、感染の刺激によって樹状細胞が大量のサイトカインを出すので、ナイーブキラーT細胞の活性化に活性化ヘルパーT細胞を必要としないこともある。

ところで、取りこんだ抗原をMHCクラスI分子の上に乗せるクロスプレゼンテーションについては、その能力の高い樹状細胞と、そうでもない樹状細胞がいることがわかってきた。クロスプレゼンテーション能力の高い樹状細胞を標準1型樹状細胞といい、そうでもない樹状細胞を標準2型樹状細胞という。ナイーブキラーT細胞が活性化した場合、抗原提示した樹状細胞は標準1型であった可能性が高い。

活性化キラーT細胞はどうやって感染細胞にたどりつくか

活性化したキラーT細胞は、増殖して数を増やす。そして、感染をおこしている組織に向かう。なお、一部が記憶キラーT細胞になるが、免疫記憶については8章でのべる。

さて、感染をおこしている組織に向かう活性化キラーT細胞は、行く先がわかっているわけではない。なにをたよりに感染部位を見つけるのだろう。

1章で、末梢組織に侵入した病原体を食べた食細胞が、活性化して警報物質とでもいうべきサイトカインを放出することをのべた。そして2章で、ケモカインの効果で、活性化ヘルパーT細胞が現場にかけつけることをのべた。

ウイルスに感染した細胞も、同様の警報物質を出している。そのしくみを説明しよう。

1章で、食細胞はTLR（トル様受容体）をはじめとするパターン認識受容体をもっていて、細菌やウイルスを認識していることをのべた。さらに、これらのパターン認識受容体は、多少の分布の濃淡こそあれ、全身の細胞に存在していることものべた。免疫細胞以外の細胞には、ウイルスや細胞内寄生細菌の感染を認識するタイプのパターン認識受容体が多い。

パターン認識受容体がウイルスや細胞内寄生細菌を認識すると、細胞からはサイトカインが放出される。サイトカインのうち特にインターフェロンによって全身の細胞はウイルスに対して臨戦態勢となり、特にケモカインに誘導されて活性化キラーT細胞は感染部位にたどりつく。

また、ウイルス感染にとりわけ敏感な樹状細胞（プラズマ細胞様樹状細胞）が見つかっている。抗原提示能力は低いが、TLRの中でもウイルス認識用のTLR7とTLR9を多く発現させており、血中でウイルスを認識すると大量のインターフェロンを放出して全身の細胞の臨戦態勢を促進する。
インターフェロンによってもたらされる臨戦態勢にはさまざまなものがあるが、なかでも重要なのは、細胞内でのウイルス複製をさまたげる分子の発現と、細胞表面でのMHC分子の発現促進である。後者は活性化キラーT細胞のはたらきぶりにかかわってくる。

活性化キラーT細胞は感染細胞を破壊する

本章の前半で、からだじゅうの細胞の表面にMHCクラスI分子があることを説明した。細胞がウイルスに感染すると、MHCクラスI分子の上にウイルス由来のペプチドが乗るようになる。たとえばCというウイルスに感染した細胞だったら、自己細胞由来の〈ア〉〈イ〉〈ウ〉……のほかに、ウイルス由来の〈C①〉〈C②〉〈C③〉……が同時に表面に提示されている。

ある活性化キラーT細胞が、もともと樹状細胞の提示した〈C①〉に結合して活性化したものであるなら、感染細胞の〈C①〉に結合する。もともと〈C②〉なら〈C②〉に、もともと〈C③〉なら〈C③〉に結合する。

このあと活性化キラーT細胞は、二つの方法を両方使って感染細胞を破壊する（図4－5）。

一つは、まず特殊なタンパク質を放出して感染細胞に穴をあける。つぎにその穴から酵素を投入し、感染細胞にアポトーシスを誘導する。アポトーシスとは細胞の自殺とよばれる現象で、こ

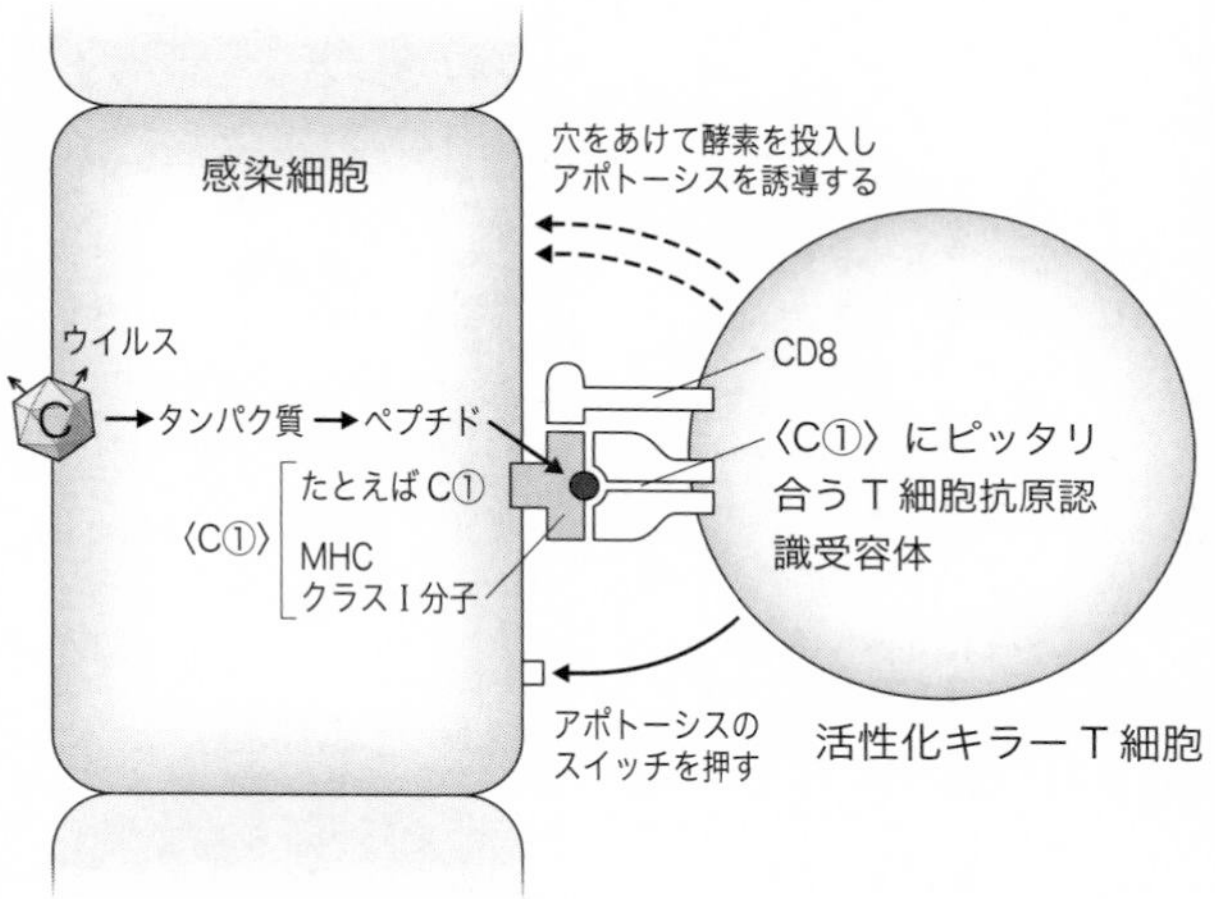

図4-5　感染細胞を見つけて破壊する活性化キラーT細胞

れをおこすと感染細胞は死んでしまう。

もう一つは、感染細胞が出しているアポトーシスのスイッチを直接押して、アポトーシスを誘導するやり方だ。キラーT細胞は、活性化するとスイッチを直接押せる分子が細胞表面に出てくる。なお、アポトーシスのスイッチは、感染細胞以外でもたいていの細胞が出している。

いずれの方法も、感染細胞をこっぱみじんに破壊するのでなく、アポトーシスをおこさせることが重要である。なぜなら、アポトーシスをおこした細胞は、まるごと食細胞が処理してくれるからだ。こっぱみじんになってしまったら内容物が漏れだし、なかにはタンパク質分解酵素のような危険物もあるから、周囲にダメージをあたえてしまう。また、自己に反応するT細胞、B細胞がいたら活性化するかもしれない。

ようやく、細胞に感染したウイルスや細胞内寄生細菌を排除するところまでたどりついた。

二種類のお皿に乗るペプチドのちがい

ここで、MHCクラスI分子とMHCクラスII分子に乗るペプチドのちがいについて、補足しておく。

すでにのべたように、ペプチドは二個以上のアミノ酸がつながったものである。MHCクラスI分子に乗るペプチドとMHCクラスII分子に乗るペプチドでは、アミノ酸の数に大きなちがいがある。

MHCクラスI分子に乗るペプチドはアミノ酸が八〜一一個くらい、MHCクラスII分子に乗るペプチドは一〇〜三〇個くらいで、三〇個以上のものが乗る可能性もある。

ペプチドを構成するアミノ酸の数が異なる理由は、MHC分子の構造のちがいによる。MHCクラスI分子ではペプチドがはまる溝の両端が閉じているのに対し、MHCクラスII分子では溝の両端が開いている。したがって、図4-6の模式図に示したように、MHCクラスI分子では短いペプチドしか乗らず、MHCクラスII分子ではホットドッグのソーセージのように、溝からはみ出す長いペプチドも乗る。

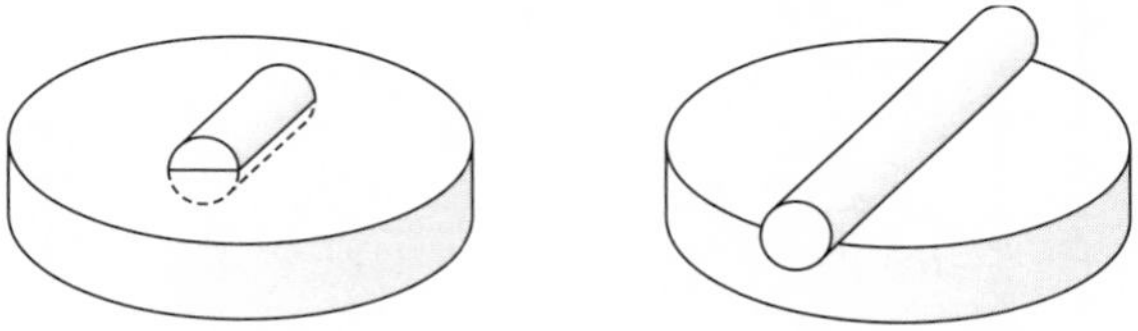

図4-6　MHCクラスⅠ分子とMHCクラスⅡ分子に乗るペプチドのちがい

ＭＨＣ分子が多様であることの意味

さらに、ＭＨＣ分子には、大きな特徴がある。クラスⅠ分子もクラスⅡ分子も、個体ごとに異なっているのだ。ＭＨＣ分子の遺伝子配列を見れば個人が特定できてしまうくらい大きな多様性がある。完全に一致することは、一卵性双生児を除いて、まずない。

ＭＨＣ分子の構造がわずかにちがうだけで、そこに乗るペプチドはちがってくる。ＭＨＣ分子が多様であるということは、ＭＨＣ分子に提示されるペプチドも個体によってちがう、ということを意味する。

たとえば、病原体Ａのペプチドを A1、A2、A3、…とした場合、ある人のＭＨＣ分子に乗るのは A1、A4、A15、…であり、ある人のＭＨＣ分子に乗るのは A2、A7、A21、…であり、ある人のＭＨＣ分子に乗るのは A3、A9、A25、…である、といったぐあいだ。このようなちがいの総和が、各人の免疫応答となってあらわれるわけである。

このことは、人によって細菌やウイルスなどの感染に対する抵抗性がちがうことの一因となっている。インフルエンザにかかっても、少し熱がでる程度で済んでしまう人もいれば、重症化して一週間寝こむ人もいる。もちろん、基礎体力などのちがいもあるが、MHC分子のちがいも要因のひとつだ。

また、MHC分子が多様であることは、集団の存続に有利にはたらくと考えられている。どんな新種、どんな変異した病原体に対しても、集団のなかのすべての個体が対応できないという事態を避けられるからだ。遠い昔、大陸から日本に天然痘が入ってきたとき、多くの人が亡くなったが、なかには回復して生き残った人もいる。MHC分子に乗せることのできたペプチドの種類が多く、強力な免疫応答を引きだせたからかもしれない。

ナチュラルキラー細胞

本章の最後に、キラーT細胞のはたらきを補完する自然免疫細胞を一つ紹介しておこう。

病原体もさるもので、MHCクラスI分子に自分のペプチドが提示されたら感染細胞ごと殺されてしまうとなれば、なんとかMHCクラスI分子を表面に出させないような工夫をする病原体があらわれてくる。感染細胞が出すインターフェロンには、MHCクラスI分子の発現促進効果

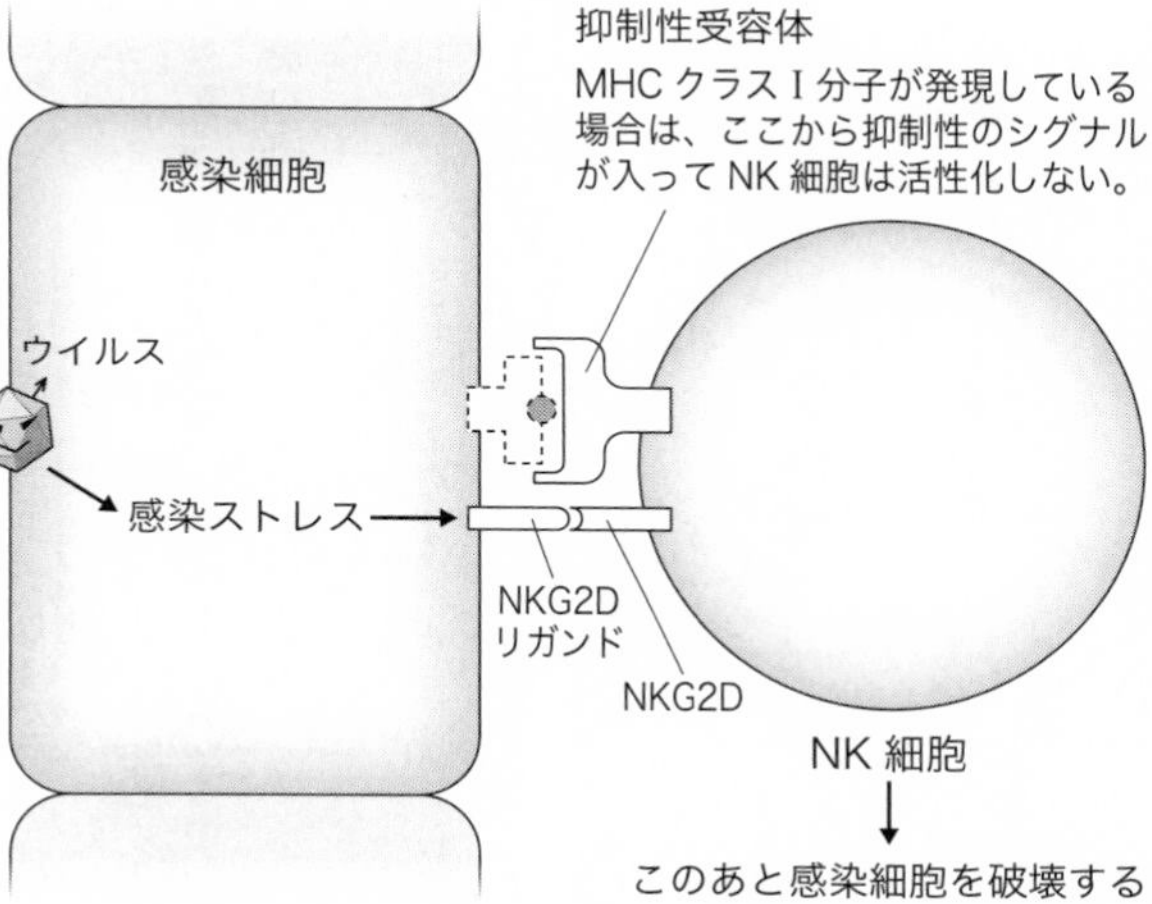

図4-7　感染細胞を見つけるNK細胞

があるのだが、それでは完全に追いつかない。そうなるとキラーT細胞は手が出せない。

　そんなときは、ナチュラルキラー細胞、略してNK細胞の出番だ。NK細胞は、つぎの二つの条件がそろったときに、相手の細胞を破壊する（図4-7）。

①病原体の感染をTLRなどが感知したり、あるいは病原体のタンパク質合成のために細胞にストレスがかかったりして、細胞の表面にNKG2DリガンドなどのNK細胞受容体リガンドが出ている。

②病原体が邪魔をして、MHCクラスI分子が細胞の表面に出ていない。

どちらか一つの条件だけでは、はたらか

ない。たとえば、ＮＫＧ２Ｄリガンドが出ていても、ＭＨＣクラスⅠ分子が出ていればはたらかない。ＮＫＧ２Ｄからは活性化シグナルが入るが、ＭＨＣクラスⅠ分子が出ていると抑制性受容体からシグナルが入って相殺され、活性化にいたらない。

ＮＫ細胞が感染細胞を破壊する方法は二つあり、これらはキラーＴ細胞と同じである。どちらも感染細胞にアポトーシスを誘導する。

１章からここまで、免疫のはたらきの大きな流れをのべてきた。あまりの複雑さに、おどろかれた方も多いのではないだろうか。こんなふうにしてわたしたちのからだは、たいていの病原体の一度目の侵入をなんとか食い止めているのだ。

つぎの５章では、免疫の流れをいったん整理しておこう。

コラム

MHCと拒絶反応

臓器移植におけるおもな拒絶反応として「①直接認識」と「②間接認識」がある。どちらも免疫が移植臓器を攻撃するものである。ドナー（提供者）とレシピエント（被提供者）でMHCが一致していない場合を説明する。

①直接認識

提供臓器中のドナー樹状細胞がレシピエントに抗原提示する。レシピエントのナイーブヘルパーT細胞・ナイーブキラーT細胞が活性化し、活性化キラーT細胞が提供臓器を攻撃する。この場合、ドナー樹状細胞が抗原提示するのは「ドナーMHC＋ドナーペプチド」である（移植したとたん炎症がおこるので樹状細胞は活性化する）。レシピエントのナイーブヘルパーT細胞・ナイーブキラーT細胞は「レシピエントMHC」に乗ったペプチドを認識するようにできているので、原理的にいうならレシピエントT細胞は反応しないと思う読者も多いかもしれない。ドナーMHCとレシピエントMHCの形は非常に類似しているが、要所で異なっている。ならばなぜ反応するかというと、ドナーMHCにて負の選択を受けていないレシピエントのナイーブヘルパーT細胞・ナイーブキラーT細胞の多くのものが、ドナーMHCのペプチドがはまる溝の周囲を直接認識して非常に強く活性化することがわかっている。

②間接認識

レシピエントの樹状細胞がドナー細胞（提供臓器）を食べてレシピエントに抗原提示する。この場合、ドナーのMHCがおもな抗原となる（同じヒトだからMHC以外のタンパク質はほとんど同じと考えられる）。すなわち「レシピエントMHC＋ドナーMHC由来ペプチド」に反応してレシピエントのナイーブヘルパーT細胞・ナイーブキラーT細胞が活性化して提供臓器に障害をおこす。このとき活性化キラーT細胞は、サイトカインを放出して炎症をおこすことで提供臓器を障害する。直接認識のときのように、ドナーMHCのペプチドがはまる溝の周囲を認識して活性化したわけではないので、提供臓器を直接攻撃することはできない。一方で、活性化ヘルパーT細胞とB細胞が相互作用して、ドナーMHCに対する抗体を産生して提供臓器を攻撃する。これを慢性拒絶ということがある。

もしドナーとレシピエントでMHCが完全に一致していたら、これらの拒絶反応はおきない。

第5章 複数の免疫ストーリー

複数の活性化ヘルパーT細胞

1章から4章まで、自然免疫から獲得免疫が始動され、さまざまな免疫細胞が協力して病原体の撃退にあたるストーリーを説明してきた。

あと出しジャンケンのようで申しわけないが、じつは、獲得免疫の起点となる活性化ヘルパーT細胞には少なくとも「1型」「2型」「17型」「濾胞型」という複数の種類がある。そして、これらの活性化ヘルパーT細胞のそれぞれに、独自の免疫ストーリーがある。2章と4章でのべた免疫ストーリーは、主として1型を起点としたものであり、3章でのべた免疫ストーリーは、主として濾胞型を起点としたものである。

複数のストーリーをいきなり同時に理解することは、医学部の学生でさえ容易ではないので、あえて2章でストーリーを分岐させず、1型と濾胞型にしぼってストーリーを説明してきた。本章では、あらためて複数のストーリーを紹介する。ここまで読み進められたみなさんなら、理解は容易だと思う。

活性化1型ヘルパーT細胞を起点とするストーリー

獲得免疫の起点を活性化1型ヘルパーT細胞とする免疫応答の基本的な流れは、2章と4章で説明したことと同じである。かんたんにおさらいしておこう（図5－1）。

病原体を食べて活性化した樹状細胞は、リンパ節に移動して、ナイーブT細胞に抗原提示をする。ナイーブヘルパーT細胞が活性化して、活性化1型ヘルパーT細胞になる。同時に、ナイーブキラーT細胞が活性化して、活性化キラーT細胞になる。

活性化1型ヘルパーT細胞は、大きく分けて二つのことをおこなう。

第一に、病原体が侵入した末梢組織に行って、抗原特異的（一部、抗原非特異的）にマクロファージをさらに活性化する。

第二に、ナイーブキラーT細胞が活性化するのを助ける。活性化キラーT細胞は病原体が侵入した末梢組織に行って、感染細胞にアポトーシスをおこして破壊する。

活性化1型ヘルパーT細胞を起点とする免疫応答は、最終的にマクロファージや活性化キラーT細胞が中心となって病原体の排除にあたる。その役割は、おもにウイルスと細胞内寄生細菌の

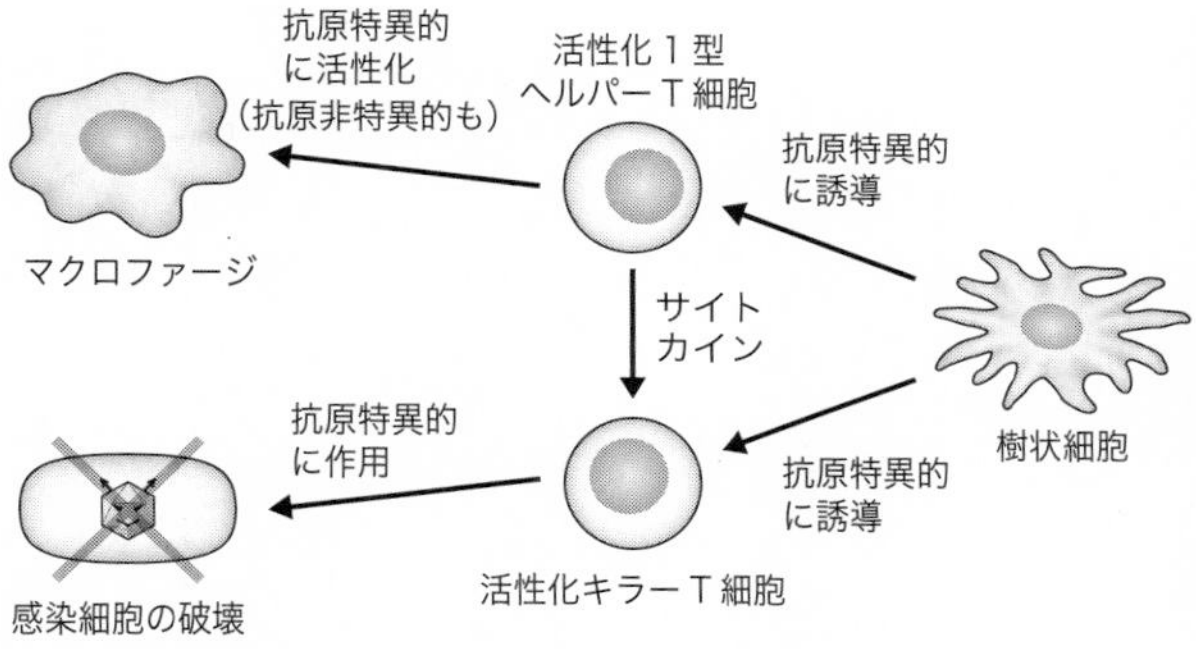

図5-1　活性化1型ヘルパーT細胞を起点とする流れ

排除と考えられている。

活性化2型ヘルパーT細胞を起点とするストーリー

つぎに、獲得免疫の起点を活性化2型ヘルパーT細胞とする免疫応答の流れを説明しよう。

まず、病原体を食べて活性化した樹状細胞は、リンパ節に移動して、ナイーブT細胞に抗原提示をする。ナイーブヘルパーT細胞が活性化して、活性化2型ヘルパーT細胞となる。……

まったく同じ展開なのに、なぜ今度は2型になるのか、という読者の疑問はもっともである。1型、2型、17型、濾胞型への分化の問題については、あとであらためてのべる。では、活性化2型ヘルパーT細胞は、なにをおこなうのか。

末梢組織に行って、サイトカインを分泌してマスト細胞や好酸球などを活性化するのである。

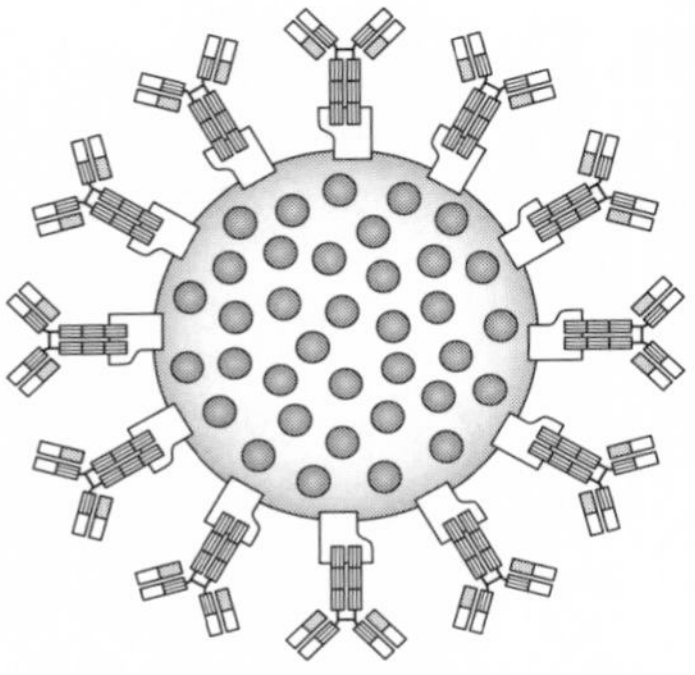

図5-2　IgEが結合したマスト細胞

マスト細胞（肥満細胞）は免疫細胞の一種で、からだじゅうの粘膜組織などにいて、ヒスタミン、ロイコトリエンなど炎症を促進する分子やさまざまなタンパク質分解酵素を含む顆粒を、細胞内にためこんでいる。ためこんでふくれた姿が名前の由来である。

マスト細胞の表面にはＩｇＥの根もとの部分が結合している（図５－２）。ＩｇＥはＥクラスの抗体で、ＩｇＭからクラススイッチしてＩｇＥができる。抗体のクラススイッチについては、このあと「濾胞型」のところでのべる。

抗原がやってきてマスト細胞の表面のＩｇＥの先端部に結合すると、マスト細胞が活性化し、細胞内にためこんだ顆粒のなかの物質（ヒスタミンなど）を一気に放出する。これらの物質は、平滑筋を収縮させて蠕動運動を亢進させたり、血管透過性を高めて粘液を増量したりする。活性化２型ヘルパーＴ細胞はサイトカインを分泌してマスト細胞を活性化して、これらのはたらきを促進する。なんのために？

寄生虫を排除するためと考えられている。もちろん、現代の先進国に寄生虫はほとんどいない。このしくみが、鼻や目の粘膜ではたらく（〝誤作動〟する）のが花粉症といわれている。

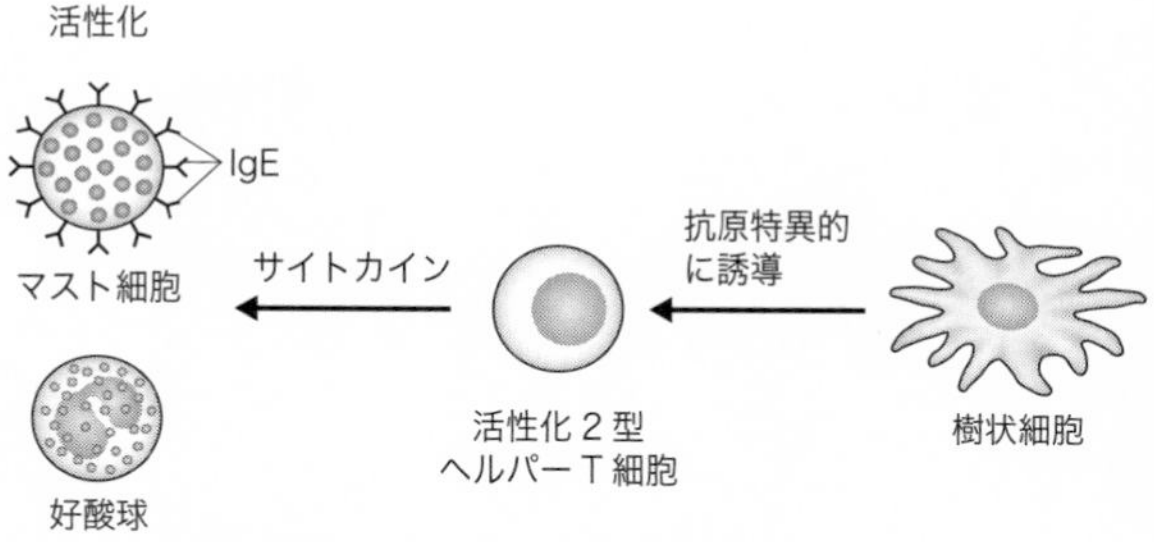

図５-３　活性化２型ヘルパーＴ細胞を起点とする流れ

好酸球の活性化も寄生虫の排除を目的としている。好酸球も、さまざまな炎症物質を含む顆粒を、マスト細胞と同じようにためこんでいる。寄生虫に結合したＩｇＥの根もと部分を目印にして寄生虫に取りつき、顆粒のなかの物質を寄生虫に向けて放出する。直接攻撃である。好酸球は酸性の試薬に染まる白血球なのでこうよばれている。

以上の流れを図５－３に示した。

寄生虫の多くは多細胞生物であり、免疫細胞よりはるかに大きい。そのため、寄生虫に対する２型を起点とした免疫応答は、１型や、つぎにのべる17型を起点とした免疫応答とは少々異質である。

活性化17型ヘルパーＴ細胞を起点とするストーリー

つづいて、獲得免疫の起点を活性化17型ヘルパーＴ細胞とする免疫応答の流れを説明しよう。

分化の問題については、あとであらためてのべる。

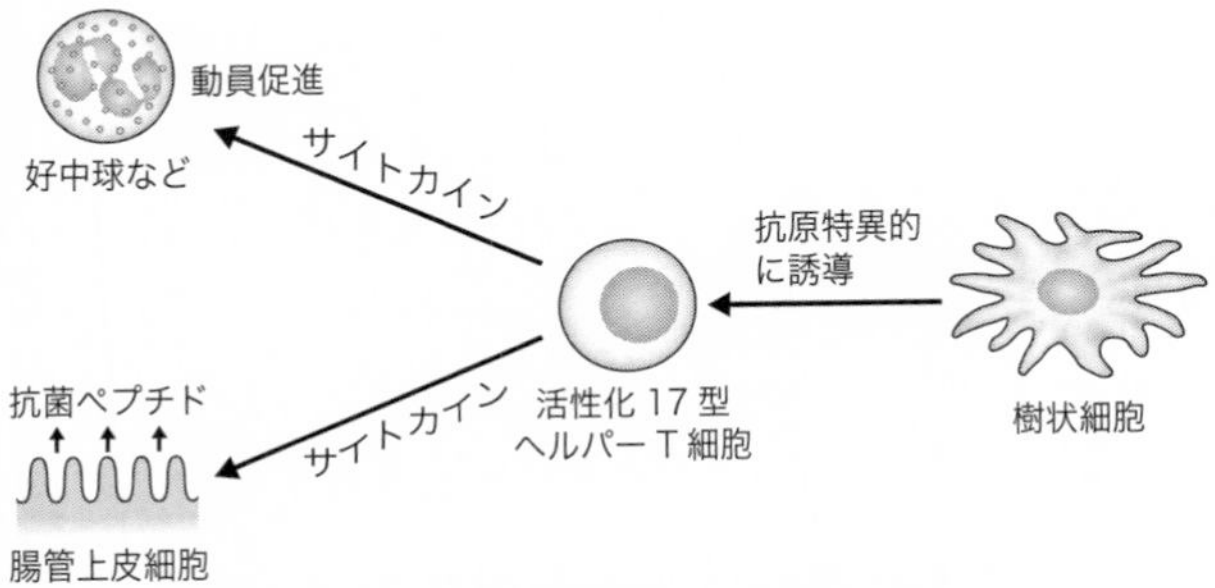

図5-4　活性化17型ヘルパーT細胞を起点とする流れ

活性化17型ヘルパーT細胞は、大きく分けて二つのことをおこなう。

第一に、病原体が侵入した末梢組織に行ってサイトカインを放出し、ケモカインの発現を誘導して好中球などを動員する。

第二に、活性化17型ヘルパーT細胞が出すサイトカインは、腸管の上皮細胞にはたらいて、細菌に対する防御物質である抗菌ペプチドを腸管内に向けて放出させる。9章でくわしくのべるが、腸管の活性化ヘルパーT細胞は17型が圧倒的に多い。

以上の流れを図5-4に示した。

活性化17型ヘルパーT細胞を起点とする免疫応答の役割は、主に細胞外細菌と真菌の排除と考えられている。

ここで、1型、2型、17型の活性化ヘルパーT細胞を起点とする免疫応答について、図5-5にいったんまとめておく

	主な排除対象	産生する主なサイトカイン
活性化１型ヘルパーT細胞	ウイルス 細胞内寄生細菌	インターフェロンγ
活性化２型ヘルパーT細胞	寄生虫	インターロイキン4、5、13
活性化17型ヘルパーT細胞	細胞外細菌 真菌（カビ）	インターロイキン17、22

図5-5　１型、２型、17型を起点とする流れの主な役割

ので確認してほしい。

活性化濾胞型ヘルパーT細胞を起点とするストーリー

最後に、獲得免疫の起点を活性化濾胞型ヘルパーT細胞とする免疫応答の流れを説明しよう。

分化の問題については、あとであらためてのべる。

活性化濾胞型ヘルパーT細胞は、B細胞を助けて抗体産生をうながす。３章の「B細胞による抗体産生」に出てきた活性化ヘルパーT細胞こそ、濾胞型である。

１型、２型、17型は、活性化して増殖したのちに、リンパ節を出て末梢組織に向かうのに対して、濾胞型はリンパ節に残る。抗体産生までの流れをかんたんに図５-６にまとめた。

本書の初版（二〇一四年刊行）では、活性化ヘルパーT細胞として１型、２型、17型を取り上げ、B細胞を助けて抗体産生をうながすはたらきは１型あるいは２型が受け持つとしていたが、研究の進展により、濾胞型がその役割をはたしていることが明らかになって

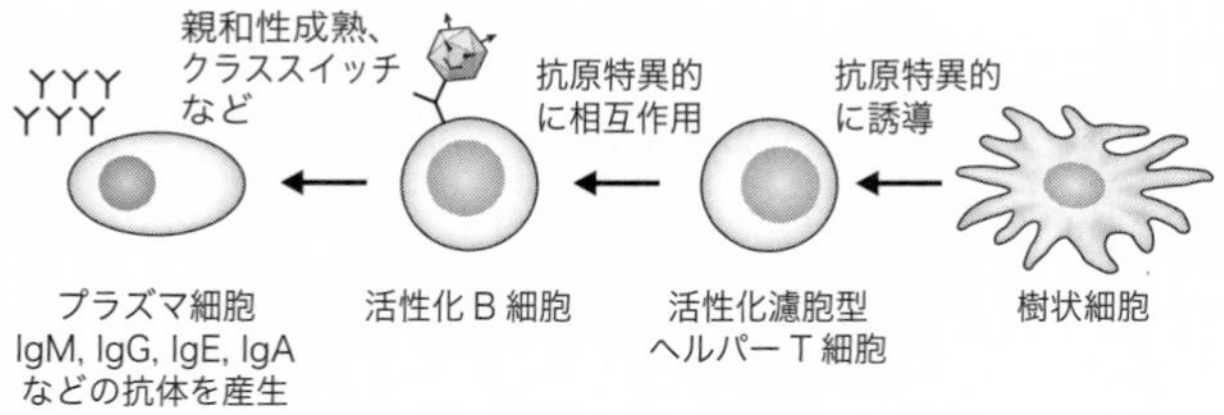

図5-6　活性化濾胞型ヘルパーT細胞を起点とする流れ

きた。

ただし、1型あるいは2型が抗体産生にまったく関係がないかというと、そうとも言い切れない。放出するサイトカインなどは、むしろ影響をあたえないほうが難しいので、状況によってはなんらかの形でかかわっていると考えたほうがよい。濾胞型が、抗体産生にかかわる活性化ヘルパーT細胞の主軸である、というとらえ方をしていただければよいと思う。

活性化濾胞型ヘルパーT細胞のはたらきについては、3章でのべたとおりだが、クラススイッチについてだけ説明を先延ばしにしていた。今からその謎解きをしよう。

三種類の活性化濾胞型ヘルパーT細胞

じつは、活性化濾胞型ヘルパーT細胞には、「濾胞1型」「濾胞2型」「濾胞17型」の三種類あると考えられている。

そして、これら三種類の活性化濾胞型ヘルパーT細胞の出すサイトカインの違いによって、もともとのIgMからスイッチされる抗

	産生する主なサイトカイン	抗体のクラス
活性化濾胞１型ヘルパーＴ細胞	インターロイキン21 インターフェロンγ	IgG2a IgG2c
活性化濾胞２型ヘルパーＴ細胞	インターロイキン21 インターロイキン4	IgG1 IgE
活性化濾胞17型ヘルパーＴ細胞	インターロイキン21 インターロイキン17	IgA

図5-7　濾胞１型、濾胞２型、濾胞17型が誘導する抗体のクラス

体のクラスが違ってくると考えられている。三種類の活性化濾胞型ヘルパーT細胞が、どんなサイトカインを出し、どのクラスの抗体を誘導するのかを図５－７にまとめた。なお、この内容はマウスの場合である。

ＩｇＥは、活性化２型ヘルパーT細胞を起点とするストーリーで、マスト細胞や好酸球と関係の深い抗体である。

ＩｇＡは、腸管や粘膜組織で産生されることの多い抗体であり、９章でくわしくのべる。

インターロイキン21を産生することが濾胞型ヘルパーT細胞の特徴である。それ以外の、インターフェロンγは１型と濾胞１型で、インターロイキン４は２型と濾胞２型で、インターロイキン17は17型と濾胞17型で共通である。それぞれが連携しているようにも見えるが、くわしいことはわかっていない。

３章では、クラススイッチ後の抗体がＩｇＧとなる場合を説明したので、濾胞型のなかでも濾胞１型あるいは濾胞２型だったことになる。

1型、2型、17型、濾胞型の分化問題

ナイーブヘルパーT細胞から、各々の活性化ヘルパーT細胞への分化問題は、さまざまな要素が複雑にからみあっていて、そのしくみが完全にわかったといえる状態ではない。ただし、それぞれの活性化ヘルパーT細胞に分化するスイッチ（専門的には「転写因子」という）は、ほぼ突きとめられていて、そのスイッチを押すための主要なサイトカインや補助刺激分子などが実験的に同定されている。

1型　インターロイキン12
2型　インターロイキン4
17型　インターロイキン6　＋　ＴＧＦβ
濾胞型　インターロイキン6　＋　ＩＣＯＳリガンド（補助刺激分子）

このうちＩＣＯＳリガンドは、樹状細胞に発現していて、ナイーブヘルパーT細胞のＩＣＯＳ分子に結合する補助刺激分子である。

問題は、サイトカインを出す細胞はどれなのか、という点である。

じつは、インターロイキン4以外の、インターロイキン12、インターロイキン6、ＴＧＦβといったサイトカインは、どれも樹状細胞が出すことがわかっている。しかし、樹状細胞がこれら

を出し分けるしくみは見つかっていないし、免疫系ではない細胞も場合によっては出す。したがって、樹状細胞もふくめたさまざまな細胞からサイトカインが出ることによって、

インターロイキン12が主となるサイトカイン環境
インターロイキン6とTGFβが主となるサイトカイン環境
インターロイキン6が主となるサイトカイン環境（＋ICOSリガンド）

がつくられ、その環境下で、さらに多くの細胞が関与して1型、17型、濾胞型へ分化誘導される、という言い方しかできないのが現状である。濾胞1型、濾胞2型、濾胞17型にどう分かれるのかにいたっては、ほとんどわかっていない。

樹状細胞がインターロイキン4を出さないことはわかっている。2型については、どの細胞がインターロイキン4を出すのか長らく謎であったが、2型自然リンパ球、好塩基球、好酸球などの自然免疫細胞がインターロイキン4を出しているらしいことが、だんだんわかってきた。好塩基球は塩基性の試薬に染まる白血球なのでこうよばれているが、その機能は完全にはわかっていない。また、自然リンパ球には三グループあり、T細胞抗原認識受容体を持たないT細胞様の形状であるがまだ不明な点が多い（章末のコラム参照）。

2型の活性化ヘルパーT細胞はそれ自身が大量のインターロイキン4を出すので、いったん2型への分化誘導がはじまると、インターロイキン4が主となるサイトカイン環境がどんどん強化

され、2型への分化誘導がさらに進むという側面がある。

2型自然リンパ球、好塩基球、好酸球などの自然免疫細胞がなにをきっかけにインターロイキン4を出すのかについては、寄生虫の侵入によって傷害された組織からサイトカインが出て、これらの自然免疫細胞を刺激するからと考えられている。

分化の問題は依然、混沌とした状況がつづいている。

さらにややこしい問題

前述のように、1型、2型、17型、濾胞型への分化のしくみは、よくわかっていない。そのうえ、さらにややこしい問題がある。

1型、2型、17型、濾胞型を起点とした免疫応答は、どれか一つが免疫応答のすべてを担当するわけではなく、かなりの部分で重なりあっているのだ。

たとえばウイルス感染の場合、感染細胞を排除する活性化キラーT細胞が出動するには1型を起点とする免疫応答が必要である。ウイルスを中和する抗体を放出するには濾胞型を起点とする免疫応答も必要である。マクロファージにくわえて好中球にもがんばってほしいので、17型を起点とする免疫応答があってもよいだろう。

図5-5に1型、2型、17型のおもな排除対象をあげたが、実際には、これほどきれいに区分

されるわけではないのだ。つまり、ある瞬間を切りとってみれば、1型を起点とする免疫システムはたとえば八〇％の力ではたらき、濾胞型は四〇％、17型は一〇％の力で、感染後の時間によって割合が変化するといったイメージであろうか。

現状の知見は、特定の条件下でおこなわれた実験結果をもとにしているものが多い。特定の条件下の実験とは、たとえば、特定の病原体をもたないマウスを使い、ただ一つの抗原に着目しておこなうような実験のことをいう。多くの抗原や免疫細胞がひしめき合う生体内で、1型、2型、17型、濾胞型がどうバランスしてはたらくのか、解明にはまだまだ時間がかかるだろう。

初版（二〇一四年）の5章の最後に、「この先、さらに活性化ヘルパーT細胞の別の型の仲間が見つかる可能性は高い」と書いたが、その通りになった。

しかし、どんなに登場人物が増えたとしても、本章でここまで説明してきた免疫応答の基本的な流れをしっかり押さえておけば、免疫ストーリーの本筋を見失うことはないはずだ。

つぎの6章では、これまで宿題にしてきたT細胞抗原認識受容体、B細胞抗原認識受容体（抗体）の多様性のつくられ方を説明する。いかなる病原体にも対応できるように一〇〇〇億種類以上が用意されているのに、自己成分に反応してしまうものはほとんどない、という受容体のセットはどのようにつくりだされるのだろうか。

コラム

自然リンパ球

近年、1型、2型、17型の活性化ヘルパーT細胞、および活性化キラーT細胞とそっくりなサイトカインを出す自然免疫細胞が見つかっている（図5－8）。NK細胞をのぞいて、各自然リンパ球は組織に存在し、侵入してきた病原体に即座に反応する。

NK細胞は、すでに4章でのべたように、活性化キラーT細胞と補完的にはたらく。自然リンパ球の一つと考えられている。

1型自然リンパ球は、ウイルスや細胞内寄生細菌による細胞内感染に反応する。血中から動員されてはたらくNK細胞に先んじてはたらき、感染の初期段階を持ちこたえる。

2型自然リンパ球は、粘膜表面に存在し、寄生虫感染に反応する。ナイーブヘルパーT細胞から活性化2型ヘルパーT細胞への分化を誘導する候補として、5章で登場した。

3型自然リンパ球は、細胞外細菌や真菌に反応する。粘膜組織に多く存在し、腸内細菌の封じこめに関与している。

自然免疫	獲得免疫	産生する主なサイトカイン	主な排除対象
NK細胞	活性化キラーT細胞	インターフェロンγ	ウイルス 細胞内寄生細菌
1型自然リンパ球	活性化1型ヘルパーT細胞		
2型自然リンパ球	活性化2型ヘルパーT細胞	インターロイキン4、5、13	寄生虫
3型自然リンパ球	活性化17型ヘルパーT細胞	インターロイキン17、22	細胞外細菌 真菌（カビ）

図5-8　自然リンパ球

なお、これまで活性化T細胞が抗原特異的に関与すると考えられてきたアレルギーや自己免疫疾患のなかに、自然リンパ球が非特異的に引きおこしているものがあるかもしれない。たとえば、ダニは「抗原」として注目されるが、ダニの感染によって粘膜上皮がダメージを受け、自然リンパ球が活性化して炎症がおこるような可能性だ。

各種活性化T細胞によると考えられてきた疾患は、つきつめればサイトカインによるものである。同じサイトカインを自然リンパ球が出すとなると、抗原特異的か非特異的かというところから、原因の洗い直しが必要となってくるかもしれない。

第6章

遺伝子再構成と自己反応性細胞の除去

ノーベル賞を出した研究

T細胞抗原認識受容体、B細胞抗原認識受容体（抗体が細胞膜に発現したもの）に共通する二つの特徴を、もう一度確認しておこう。

第一に、受容体の形状が一〇〇〇億種類以上もあるので、どのような抗原（T細胞では、MHC分子＋抗原ペプチド）に対しても、それにピタッとくっつく受容体が必ずある可能性が高い。

第二に、自己細胞に由来するものにピタッとくっつく受容体はほとんどない。

どうすれば、このような特徴をもつ受容体のセットをつくり出せるのだろう。第一の特徴については、そもそもヒトの遺伝子はせいぜい数万個しかないのに、なぜ受容体の種類が一〇〇〇億以上もあるのか、という疑問がうかぶ。第二の特徴については、受容体の種類が一〇〇〇億以上もあるのに、なぜ自己に反応するものがほとんどないのか、という疑問がうかぶ。

当然、研究者たちもそう感じた。第一の特徴については利根川進博士が一九八〇年代に明らかにしてノーベル生理学・医学賞を受賞した。第二の特徴についても、かなりのことがわかってきている。

それでは、利根川博士が明らかにした抗体を例に、第一の特徴から説明する。くり返すが、抗体が細胞膜に発現したものがB細胞抗原認識受容体である。

遺伝子再構成

抗体の構造と遺伝子配列を模式的に図6-1に示した。内側に長いH鎖（Heavy chain）が二本、外側に短いL鎖（Light chain）が二本あって、Y字形の構造になっている。可変部に抗原が結合する。その他は定常部である（クラスのちがいはある）。抗体の形状が一〇〇〇億種類以上もあるというのは、可変部の形状が一〇〇〇億種類以上もあるということである。

まず、H鎖の遺伝子配列を見てほしい。可変部に注目すると、V領域、D領域、J領域がある。種によって数がちがうが、マウスの場合、それぞれ二〇〇種、一二種、四種の遺伝子断片がある。そして、可変部がつくられる前に、V領域、D領域、J領域からそれぞれ一個が選ばれるとしよう。すると、H鎖の可変部の遺伝子配列には何通りの可能性が生まれるだろうか。単純なかけ算で、二〇〇×一二×四＝九六〇〇通りだ。

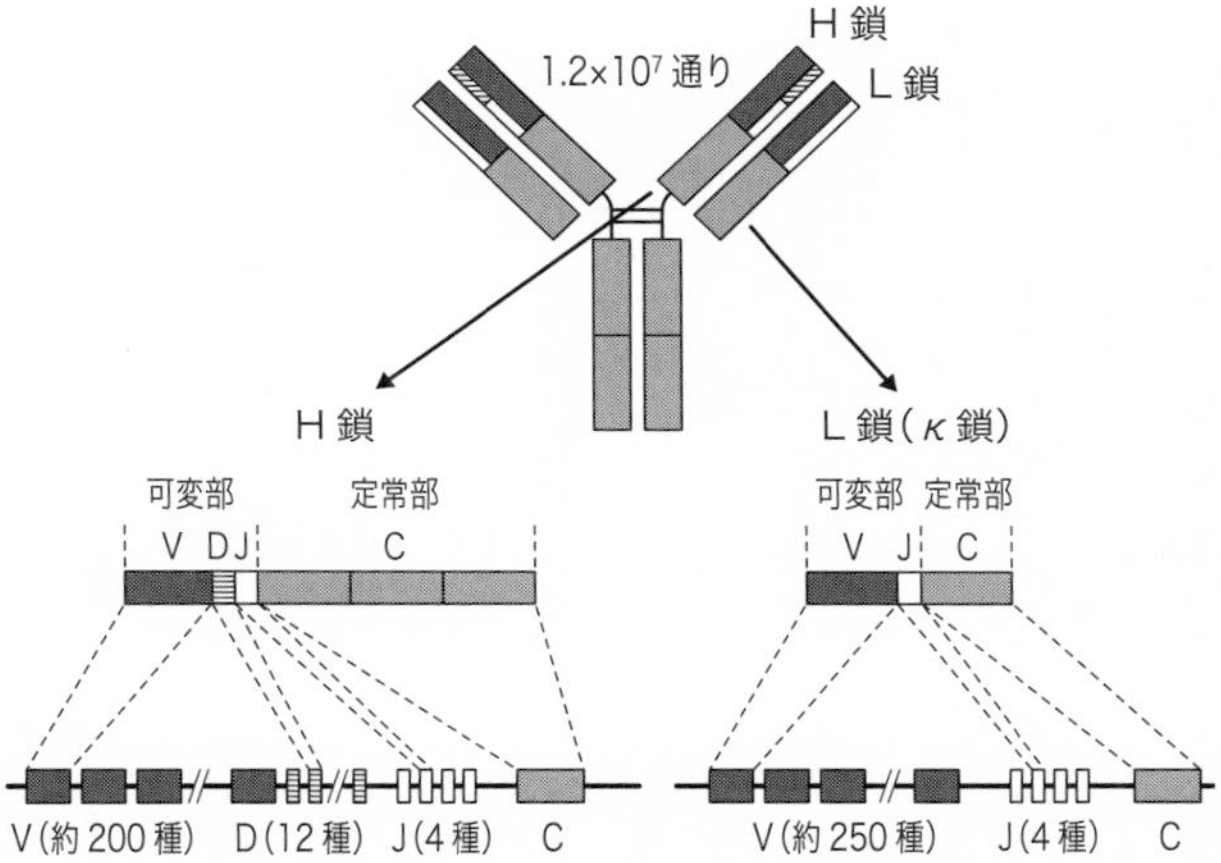

図6-1　抗体の構造と遺伝子配列の模式図（マウスの場合）

同様にL鎖の可変部についても計算すると、V領域に二五〇種、J領域に四種なので、一〇〇〇通りである。したがって、可変部には、九六〇〇×一〇〇〇＝九六〇万通りの可能性が生まれる。

さらに、遺伝子断片のつなぎ目に塩基が挿入されたり欠失したりもするので、理論的に可能な可変部の種類は九六〇万の数万倍になろう。ただし、実際にはつくられないものがあったり、次項以降でのべるようなしくみで自己反応性のものが取りのぞかれたりする。

ヒトでは各領域の正確な遺伝子断片数がわかっていないが、マウスの数前後と考えられており、さらにL鎖の多様性が増すため最終的に用意される可変部の種類は一〇〇〇億以上といわれる。

このように、各領域からひとつずつ遺伝子断片を選んで新しい遺伝子をつくることを遺伝子再構成という。このしくみにより抗体の多様性がつくり出されるのだ。B細胞の遺伝子再構成は、B細胞が骨髄で生まれて成熟するまでのあいだにおこなわれる。

遺伝子再構成のしくみは、T細胞抗原認識受容体でも同様である。可変部と定常部があり、可変部で遺伝子再構成がおこなわれる。T細胞抗原認識受容体の可変部の形状も一〇〇〇億種類以上が用意される。

胸腺でのT細胞の選択

遺伝子再構成によって多様な抗体（B細胞抗原認識受容体）やT細胞抗原認識受容体がつくられることはわかった。しかし、そのつくられ方は完全にランダムである。したがって、自己に反応してしまうものが必ず出てきてしまうはずだ。この問題をどう解決しているのだろう。

今度は、T細胞抗原認識受容体を例に説明する。抗原と単純に反応する抗体（B細胞抗原認識受容体）より、「MHC分子＋抗原ペプチド」と反応するT細胞抗原認識受容体のほうが複雑である。T細胞は、T細胞抗原認識受容体をつくる前の段階まで骨髄で成長し、胸腺に移動する。

図6－2に胸腺を示した。心臓におおいかぶさるように右葉と左葉がある。中央に髄質があり、そのまわりを皮質が取りかこんでいる。内部は上皮細胞が網の目のようにはりめぐらされて

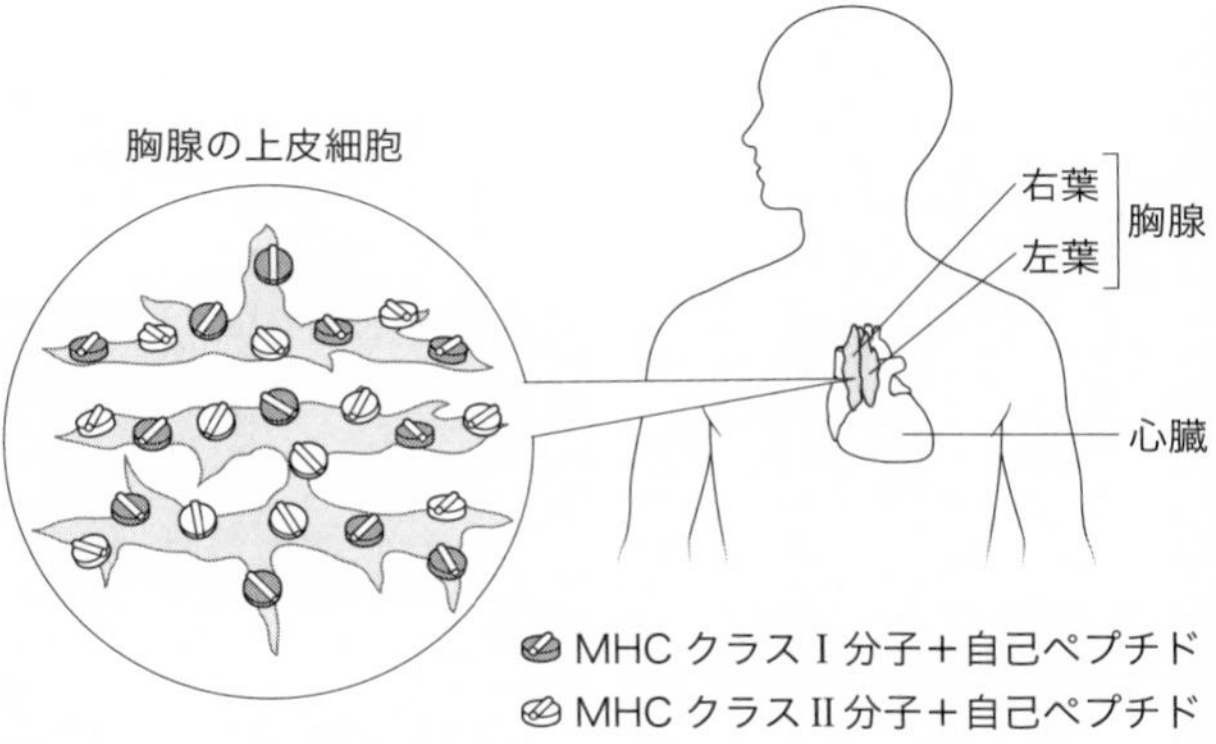

図6-2　胸腺と上皮細胞

いて、そのあいだにT細胞がぎっしり詰まっている。もちろん、再三のべているように免疫細胞は常に流動しており、ある瞬間を切り取ってみると詰まっているように見える。

胸腺に移動したT細胞の前駆細胞は、増殖してさらに数を増やす。その途中で遺伝子再構成をおこして、多様なT細胞抗原認識受容体をもつようになる。この段階ではまだ、T細胞としてヘルパー（CD4陽性）とキラー（CD8陽性）の区別はない。

胸腺に網の目のようにはりめぐらされた上皮細胞の表面には、MHCクラスⅠ分子に自己ペプチドが乗ったもの、および、MHCクラスⅡ分子に自己ペプチドが乗ったものがたくさん提示されている。

ここからT細胞の選択がはじまる。

正の選択／負の選択／無視による死

Ｔ細胞は、胸腺の上皮細胞に提示された「ＭＨＣ＋自己ペプチド」とＴ細胞抗原認識受容体がどのように結合するかで選択を受ける。なお、ここではＭＨＣ分子の種類がクラスⅠかクラスⅡかを問わずに話を進める。この点は、あとでくわしくのべる。

選択の方法として、二つのスクリーニングが用意されている。一つは正の選択、もう一つは負の選択とよばれている。

正の選択では、ある一定以上の強さで「ＭＨＣ＋自己ペプチド」に結合できるＴ細胞が増殖して生き残る。それ以外の、「ＭＨＣ＋自己ペプチド」と結合できないＴ細胞はアポトーシスをおこして死ぬ。これを無視による死という。「ＭＨＣ＋自己ペプチド」にまったく、あるいは非常に弱くしか結合できないようでは、「ＭＨＣ＋抗原ペプチド」にも結合できず、役に立ちそうもないので取りのぞかれるわけだ。

負の選択では、「ＭＨＣ＋自己ペプチド」に一定以上の強さで結合するＴ細胞が除去される。胸腺の上皮細胞に提示された「ＭＨＣ＋自己ペプチド」に非常に強く結合すると、Ｔ細胞はアポトーシスをおこして死ぬか不応答の状態（アナジー）になる。自己反応性のＴ細胞は負の選択で取りのぞかれるのだ。

正の選択と負の選択により、遺伝子再構成をへて誕生したＴ細胞の九〇％以上が取りのぞか

「MHC＋自己ペプチド」との結合	結果
強く結合	アポトーシスをおこして死ぬか 不応答の状態（アナジー）になる
適度に結合	生き残る
結合できない	アポトーシスをおこして死ぬ

図6-3　選択によるT細胞の運命

れ、生き残るのは数％といわれる。

以上をまとめると、図６－３のようになる。正の選択と負の選択の結果として、「ＭＨＣ＋自己ペプチド」に適度に結合するものが生き残る。

遺伝子再構成をへて誕生したＴ細胞の九〇％以上が無駄になるとは、なんとももったいない話ではあるが、進化の過程でこのようなやり方が選びとられたというしかない。

境目はどうなっているのか

いまの説明に、なっとくのいかない読者がいるかもしれない。当然である。

まず、すべての「境目」がいかにもあいまいである。「強く」と「適度に」の境目はどこなのか。「適度に」と「結合できない」の境目はどこなのか。しかし、実験では明らかに結果が出ていて、最終的に「適度に」としかいいようのない領域のＴ細胞が生き残る（図６－４）。

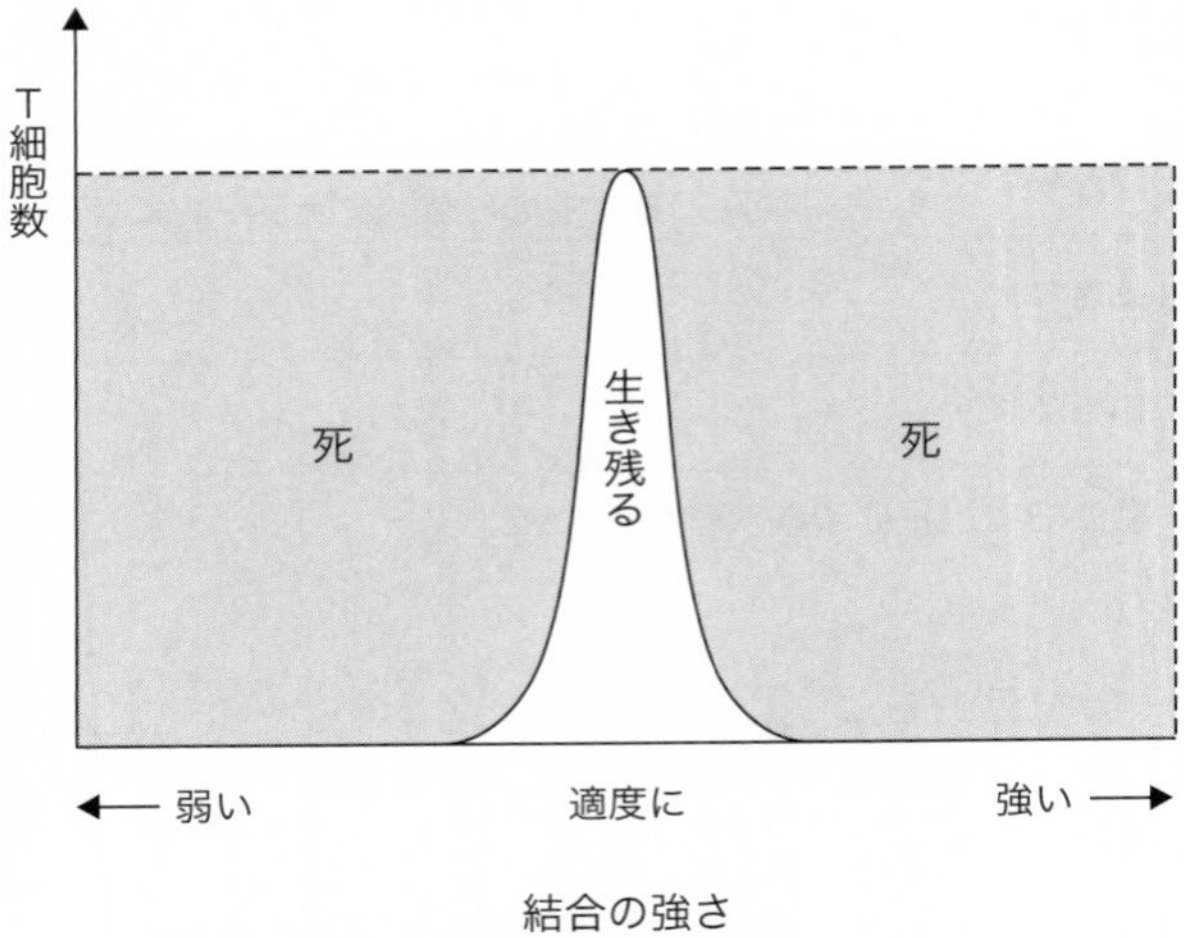

図6-4　結合の強さと生き残るT細胞数

関連してつぎの疑問も残る。正の選択も負の選択も、T細胞抗原認識受容体と「MHC+自己ペプチド」との相互作用によるスクリーニングである。この相互作用の結果として、なぜ生と死という正反対の結果を導き得るのだろうか。「強く」と「適度に」のあいだと、「適度に」と「結合できない」のあいだで、生死が逆転している。その分子的メカニズムはまだよくわかっていない。

あらゆるペプチドを提示できるのか

また、負の選択を完全に実行するには、胸腺の上皮細胞に、自己のあらゆるペプチドがMHC分子に乗って提示されなければならない。しかし、ヒトのからだでは、各臓器にしかないタンパク質も多く、疑問視されていた。これについては近年、胸腺の上皮細胞には、各臓器にしかないタンパク質由来のペプチドも提示されることがわかってきた。

細胞はもともとあらゆるタンパク質をつくる情報をもっていて、各臓器の細胞では不要なタンパク質の情報がひっそりと倉庫にしまわれた状態になっている。胸腺の上皮細胞は、AireやFezf2と呼ばれる核タンパク質を発現し、これがあることで倉庫から情報を引っぱりだしてきて、ほとんどすべての自己のタンパク質をつくりだしペプチドに分解して提示できるのだ。

しかし、胸腺におけるT細胞の選択にはまだまだ未解明の部分が残されている。今後の研究に期待したい。

じつは図6－4には、もう一つ小さな山のような形が描かれることが近年の研究でわかっている。それを描くのは、これまで出てきたT細胞とは真逆のはたらきをする別の種類のT細胞である。そのT細胞が登場する7章で、あらためて説明する。

CD4陽性かCD8陽性か

ここまでMHC分子の種類を限定せずに説明してきた。胸腺で生き残ったT細胞が、ヘルパーT細胞（CD4陽性T細胞）なのか、キラーT細胞（CD8陽性T細胞）なのか、というところでクラスⅠとクラスⅡのちがいを考える必要が出てくる。

上皮細胞に提示された「MHC＋自己ペプチド」と相互作用をする直前、胸腺のT細胞の表面にはCD４分子とCD８分子の両方が出ている。

この相互作用で、「MHCクラスⅠ＋自己ペプチド」に「適度に」結合したT細胞は、表面のCD４分子が消えてCD８分子が残る。一方、「MHCクラスⅡ＋自己ペプチド」に「適度に」結合したT細胞は、表面のCD８分子が消えてCD４分子が残る。

つまり、クラスⅠのほうに「適度に」結合した場合はCD８から刺激が入ってCD８陽性T細胞（キラーT細胞）になり、クラスⅡのほうに「適度に」結合した場合はCD４から刺激が入ってCD４陽性T細胞（ヘルパーT細胞）になる。

骨髄でのB細胞の選択

胸腺におけるT細胞の選択を説明した。

B細胞の場合はもう少しかんたんで、負の選択だけがおこる。なお、B細胞は胸腺に移動せず、骨髄で成熟する。骨髄は、基本的には無菌状態に保たれている。

B細胞抗原認識受容体（抗体）は抗原に直接結合するものなので、周囲の細胞に出ている分子や、体液中を流れる分子などあらゆるものを自己抗原と考え、くっつくかどうかのテストをする。自己抗原に強く結合したら、負の選択にかかり、アポトーシスのスイッチが入って死ぬ。逆に、負の選択にかからなかったものはすべて生き残る。

ただし、特定の自己抗原に結合したB細胞は、遺伝子再構成のやり直しができる。これを受容体編集という。先の図6－1で、たとえばV領域に関して、一回目の遺伝子再構成で右端の断片が選ばれたとすると、遺伝子再構成後もその左にV領域が残っているので、遺伝子再構成のやり直しが可能である。これに対し、一回目で左端の断片が選ばれてしまうと、その右のV領域は切りとられてなくなるので、やり直しができない。

このように、受容体編集にも限度があり、時間内に自己抗原に結合しないようにならなければ、アポトーシスをおこして死ぬか不応答の状態（アナジー）になる。

ヒトにおいては、骨髄から出るB細胞の二五～五〇％が受容体編集を経験していると推測されている。受容体編集の効果は大きそうだが、とはいえ、すべてのB細胞が生き残れるわけではなく、膨大な数の無駄がでるのはT細胞と同じである。

遺伝子再構成と親和性成熟

3章で親和性成熟についてのべた。活性化したB細胞に突然変異をおこして、抗原に対する抗体の結合力を高めるのだった。ちなみに、このとき突然変異をおこす場所が、先にのべた抗体の可変部である。

遺伝子再構成は、一〇〇〇億種類以上にもおよぶ抗体（すなわち一〇〇〇億種類以上のB細胞）を用意する。これだけの種類があれば、ウイルスをはじめとするどんな外来性の抗原がきても、抗体のどれかがくっつくことができる可能性が高い。しかし不思議なことに、みごとにピタッとくっつくことがない。一〇〇〇億種類以上もあれば、確率的にそのようなことがありそうだが、どうも少ないらしい。

つくらないのか、つくれないのかは定かでないが、結果的に遺伝子再構成でつくり出された抗体は、抗原に対する結合力が一律にそれほど強くない。

ここに親和性成熟の意味が出てくる。親和性成熟前の抗体をレディーメイドとすれば、親和性成熟後の抗体をオーダーメイドにたとえることもできよう。

しかし、よく考えると親和性成熟は非常に危険なしくみでもある。なにしろ細胞にあえて突然変異をおこすのである。もともと細胞は突然変異を修復するしくみをそなえているほどだ。その真逆をいくわけであるから、病原体への対応は最優先課題だったのだろう。

そして、もうひとつ不思議なことがある。B細胞が骨髄で成熟して選択を受けるとき「強く結合」は死の宣告だった。それが、リンパ節の親和性成熟では「強く結合」が生き残る。相手が自己か異物かのちがいはあるが、同じ「強い」刺激で生死が完全に逆になっているのだ。

この問いに対する筆者（黒崎）の考えはこうだ。

「強く結合」は基本的には死ぬ運命にあるが、骨髄とちがい、リンパ節における親和性成熟では活性化ヘルパーT細胞によるヘルプがはいる。これによって「強く結合」が生き残れるようになるのではないだろうか。しかし、親和性成熟でも「非常に強く結合」はやはり死ぬのではないかと考えている。死んでしまったB細胞は検出できないので、「非常に強く結合」の死を実験で確認するのはかなりむずかしい。

「完全」ではない

膨大な数のT細胞やB細胞をつくって、自己に反応するものは捨ててしまう。なんとも壮大な無駄にも思えるが、長い進化の末にたどりついた、ベストなやり方なのだろう。

しかし、読者もうすうす感じておられるように、このやり方は完全ではない。自己に反応するT細胞やB細胞をひとつ残らず取りのぞくことは無理だ。胸腺におけるT細胞の選択の場面を思いだしてほしい。膨大な数の「MHC＋自己ペプチド」に全部あたることは可能なのだろうか。おそらく「適度に結合する」もののなかには、本来「強く結合する」に分類されて消えるべき運命にあるものが含まれているはずだ。

実際、自己反応性のT細胞やB細胞の一部は生き残って、胸腺や骨髄から出ていくことがわかっている。およそ一〇%が自己反応性との見積もりもある。

免疫の解説で、自己反応性の免疫細胞が排除されているので免疫がわたしたち自身を攻撃することはない、というような説明がされていることがあるが、正確ではない。わたしたちのからだのなかには、自己反応性の免疫細胞が、そこそこ存在するのだ。

しかし、そういったこともちゃんと計算に入れた制御システムと特別なT細胞が用意されている。それをつぎの7章で見ていこう。

コラム

NKT細胞とγδ型T細胞

７章でこれまでと真逆のはたらきをするT細胞を紹介する前に、はたらきとしてはこれまでと同様だが、ユニークな抗原を認識するT細胞のなかまを二つ紹介しよう。

NKT細胞（ナチュラルキラーT細胞）

これまでに登場したT細胞は、MHC分子に提示されるペプチドを認識するものだったが、NKT細胞は、MHC分子に似た構造をもつCD１dという分子に提示される脂質を認識する。この脂質は、病原体の細胞膜や細胞壁に由来する。特定の脂質の認識に特化しているので、T細胞抗原認識受容体の構造は限られており、多様性はほとんどない。

NKT細胞に抗原提示するのは、樹状細胞、マクロファージ、B細胞などで、同時にサイトカインをあびせることでNKT細胞が活性化する。

活性化したNKT細胞は、活性化ヘルパーT細胞と活性化キラーT細胞をひっくるめたようなはたらきをする。１型、２型、17型の活性化ヘルパーT細胞が出すサイトカインを活性化NKT細胞も出すことができ、感染細胞の表面に出ている「CD１d

+抗原脂質」を目印にして感染細胞を破壊することもできる。

γδ型T細胞

γδ型という名前は、T細胞抗原認識受容体の構造に由来する。ここまでに登場したT細胞は、NKT細胞もふくめてすべてαβ型である。

γδ型のT細胞抗原認識受容体も、MHC分子に提示されるペプチドを認識しない。多様性は限られており、特定の非ペプチドを認識する。たとえば、リン酸化抗原、EPCR（内皮細胞プロテインC受容体）、脂質抗原などが報告されている。脂質抗原の場合は、NKT細胞と同様に、抗原提示細胞のCD1d分子に提示されたものを認識するが、リン酸化抗原、EPCRなどは直接認識するらしい。

NKT細胞もγδ型T細胞も、活性化してサイトカインを放出したり、感染細胞を破壊したりすると考えられているが、不明なことも多いT細胞である。今後、タンパク質以外を認識するT細胞の研究も重要となってくるだろう。

第7章 免疫反応の制御

誤作動と暴走をおこさない

わたしたちのからだには、自己反応性のT細胞やB細胞ができてしまう。6章の最後でふれたように、胸腺や骨髄での選択によって完全に取りのぞくのはむずかしい。

しかし、自己反応性のT細胞やB細胞は、自己を攻撃してしまう可能性をもっているわけだから、なんとか制御しなければならない。そのための安全装置が何重にもはりめぐらされている。

また、免疫がはたらき出せば、やがて病原体は排除される。にもかかわらず免疫がはたらきつづけてしまったら大変だ。しかるべき段階で反応を終了させるしくみもそなわっている。

それらを順に紹介しよう。

誤作動をおこしにくいシステム

そもそも免疫のシステム自体が、自己反応性の免疫細胞が誤って活性化しにくいしくみになっている。

獲得免疫が始動するポイントを思いだしてほしい。自然免疫細胞である樹状細胞は、食べた相手が細菌やウイルスであることを確認した場合に活性化し、ナイーブT細胞（ヘルパーとキラー）に抗原提示をして獲得免疫を始動させる。このようなしくみなので、たとえ自己反応性のナイーブT細胞がいたとしても、獲得免疫が始動することはないと2章でのべた。

原理的にはそのはずなのだが、少々弱点がある。

図7-1を見てほしい。樹状細胞が活性化して抗原提示をしているところである。Cというウイルス由来の〈C①〉〈C②〉〈C③〉……や《C1》《C2》《C3》……にまじって、自己細胞由来の〈ア〉〈イ〉〈ウ〉……や《あ》《い》《う》……が提示されている。このとき、〈ア〉〈イ〉〈ウ〉……や《あ》《い》《う》……にくっつく自己反応性のナイーブT細胞（ヘルパーとキラー）がいたとしたらどうなるか。

活性化した樹状細胞に提示されるペプチドは病原体由来のものが多くなると考えられるが、自己細胞由来のものがないわけではない。すると、見かけ上、樹状細胞は自己抗原に対しても活性

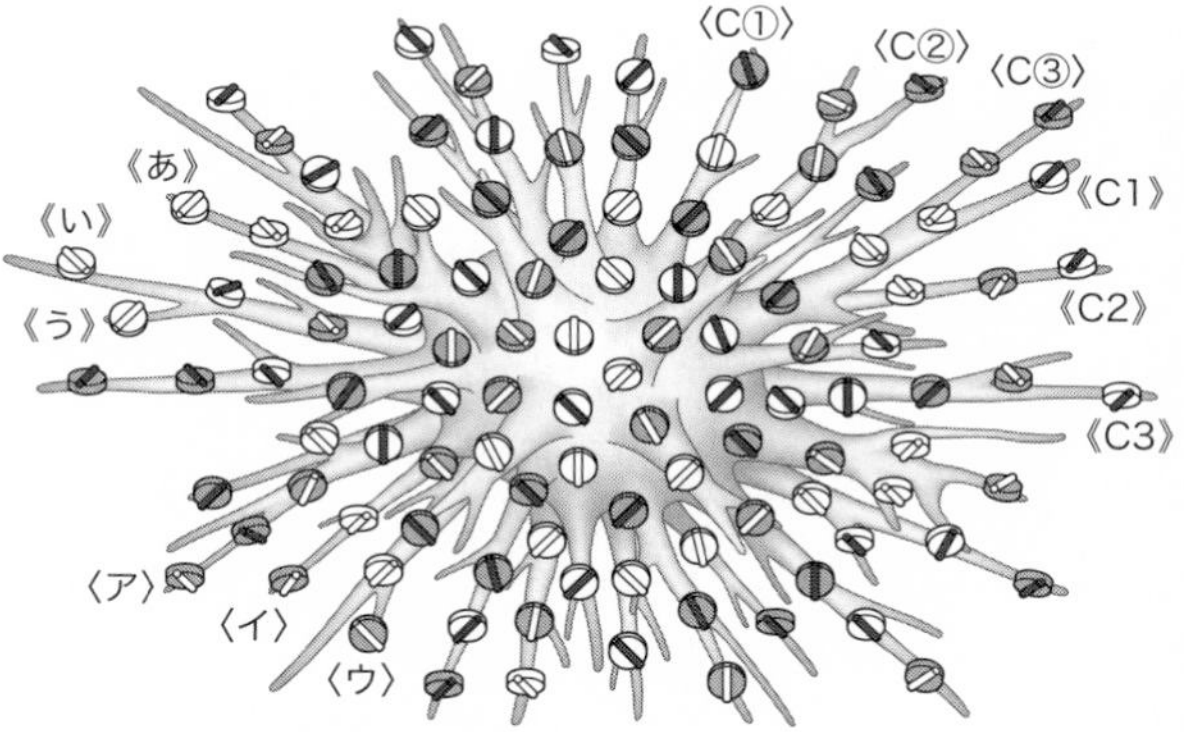

図7-1　活性化した樹状細胞の表面

化しているので、自己反応性のナイーブT細胞が活性化してしまう危険性があるのだ。

このような事態をまねかないように、日ごろから丹念に自己反応性の免疫細胞を取りのぞくしくみがある。それを説明しよう。

アナジー

病原体の侵入がないとき、樹状細胞は活性化しておらず、表面のMHC分子には自己細胞由来のペプチドだけを提示している。このようなときに自己反応性のナイーブT細胞がくっつくと、アナジーとよばれる状態になる。

アナジー（Anergy）は、無反応と

か不応答といわれ、死んではいないが反応を示さない（活性化できない）状態である。

活性化していない樹状細胞は、ＣＤ80／86などの補助刺激分子の発現は低く、サイトカインもほとんど放出していない。すなわち、ナイーブＴ細胞が結合しても、補助刺激分子とサイトカインの刺激が少なければアナジーになる。なお、マクロファージも、感染などがない状態では自己細胞由来のペプチドだけを提示しているので、自己反応性のナイーブＴ細胞が結合するとアナジーを誘導する。

病原体の侵入がない平常時に、コツコツと自己反応性のナイーブＴ細胞は不応答化されているのだ。くどいようだが、アナジーによる自己反応性ナイーブＴ細胞の不応答化は、免疫が動的な系でなければあり得ない。常に循環しているから樹状細胞と自己反応性ナイーブＴ細胞との出合いのチャンスも生まれるわけである。

制御性T細胞

しかし、アナジー誘導のしくみがあっても、自己反応性のナイーブＴ細胞をすべて不応答化できるわけではない。そのため、自己反応性のナイーブＴ細胞と競合的にはたらいて反応を抑制する制御性Ｔ細胞というものが用意されている。これは坂口志文博士らによって発見された。

6章の図6－4のところで、じつはもう一つ小さな山のような形があり、それまでに登場した

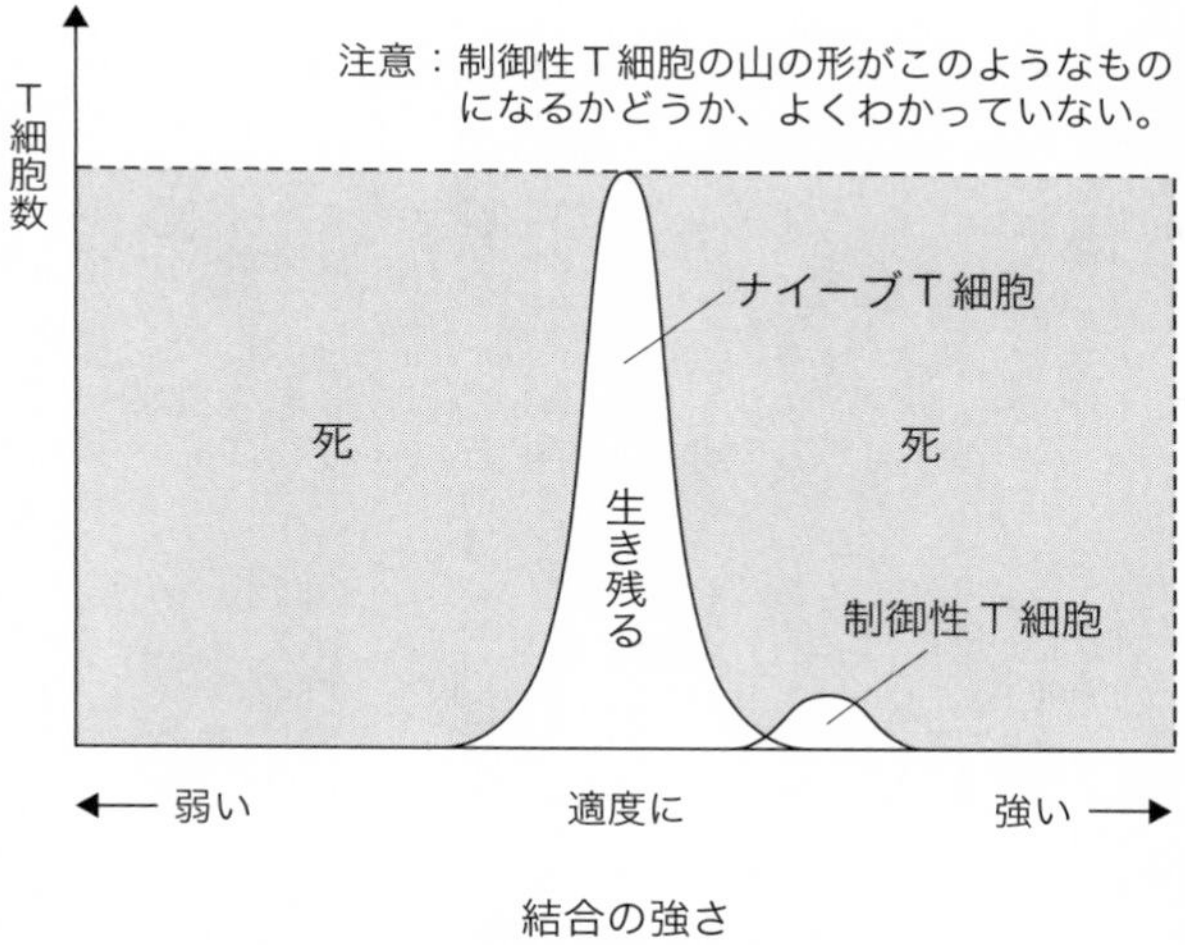

図7-2　結合の強さと生き残るT細胞数

Ｔ細胞とは真逆のはたらきをするＴ細胞の存在を予告した。その山のような形を描きこんだのが図７－２であり、これを描くのが制御性Ｔ細胞である。制御性Ｔ細胞は、胸腺での選択を通過するＴ細胞のおよそ一〇％を占めるといわれている。

図７－２を見てお気づきのように、これまた境界があいまいである。本来、胸腺における負の選択で排除されそうなもののなかから制御性Ｔ細胞は生まれており、生き残るナイーブＴ細胞（ヘルパーとキラー）の山とも一部、かさなりがある。山の形がこのようなものでよいのかも、はっきりしていない。制御性Ｔ細胞の誕生には、Ｔ細胞抗原認識受容体と「ＭＨＣ＋自己ペプチド」との結合の強さの度合いが重要である

ことはまちがいないが、ほかにも今は知られていないなんらかのメカニズムが関係していると思われる。

山の位置から明らかなように、制御性T細胞のT細胞抗原認識受容体は自己反応性である。また、CD4分子を表面に発現しており、この点においてヘルパーT細胞のなかまである。制御性T細胞はいくつかの方法で抑制性のはたらきをすると考えられている。順に紹介していこう。

樹状細胞にくっつきやすく、抑制性の刺激を入れる

制御性T細胞の表面にはCTLA4という分子が出ていて、活性化した樹状細胞が表面に出している補助刺激分子CD80／86と強く結合する。その結合のしやすさは、ナイーブヘルパーT細胞の表面に出ている補助刺激分子CD28にくらべて約二〇倍も高いので、CTLA4が優先的にCD80／86に結合する。

すると、CTLA4とCD80／86との結合を通して、制御性T細胞から樹状細胞に抑制性の刺激がはいり、樹状細胞の表面のCD80／86の発現が減少してしまう。ナイーブヘルパーT細胞の活性化には補助刺激分子であるCD28とCD80／86が結合して刺激がはいることが必須であったことを思いだしてほしい。CD28の結合相手が消えて刺激を受けとれないナイーブヘルパーT細胞は、活性化することができない。活性化のためにCD28とCD80／86の結合が必須なのは、ナ

イーブキラーT細胞も同じである。

おおよそ以上のようなしくみで、制御性T細胞は、自己反応性のナイーブT細胞の活性化を抑えている。活性化できなかった自己反応性のナイーブT細胞はアナジーの状態となる。

ところで、いまの説明だと、自己反応性かどうかを問わず、一律にナイーブT細胞の活性化を抑えてしまうのではないかと思われたにちがいない。一律に抑えることもじつは制御性T細胞のはたらきの一つなのだが、ここでは、なぜ自己反応性のものが抑えられ、それ以外は活性化できるのかを説明する。

本格的に感染が進んだ段階では、樹状細胞の表面にCD80／86が激増して制御性T細胞には抑えきれなくなり、ナイーブT細胞を活性化させるのに十分な量のCD80／86が樹状細胞の表面に出ている状態になるのだ。また、その段階では、樹状細胞に抗原提示されるペプチドはほとんどが病原体由来となり、先ほどの〈ア〉〈イ〉〈ウ〉……や《あ》《い》《う》のような「MHC＋自己ペプチド」は見かけ上だんだんと減り消えていく。自己反応性のナイーブT細胞が樹状細胞に結合すること自体がなくなるのだ。

なお、制御性T細胞が樹状細胞にくっつく際、T細胞抗原認識受容体を使っているのかどうかについては、使わずにCTLA4だけでくっつく場合も、T細胞抗原認識受容体が自己反応性であることを利用して「MHCクラスII＋自己ペプチド」にくっつく場合も、両方があると考えられている。試験管内での実験では、制御性T細胞はとにかく樹状細胞にくっつきやすい。

ここで少し補足しておく。3章で、B細胞抗原認識受容体（抗体）と抗原との結合をクレーンゲームにたとえて、ウサギのぬいぐるみのくびをガッチリつかむ場合もあれば耳の先をかろうじてつまむ場合もある、とのべた。これはT細胞抗原認識受容体にもあてはまる。「MHC＋ペプチド」にピタッとくっつくだけでなく、実際はいろいろな結合の度合いがある。したがって、自己反応性のナイーブT細胞がアナジーに誘導されるときも、結合の度合いによって、完全アナジーではなく、中途半端にアナジーというようなT細胞が出てくるのだ。この中途半端なアナジー細胞は、生体内の環境変化や外界からの刺激など何かの拍子に自己反応性になってしまうことがあり、制御性T細胞は、このような細胞の活性化も常に抑制している。

免疫反応を抑制する

制御性T細胞は、ほかにも免疫反応を抑制するしくみをもっている。

前項の内容は、主に自己反応性ナイーブT細胞の活性化を抑制するしくみとして紹介した。これは当然、免疫の活性化を収束するときにもはたらく。

また、制御性T細胞は、抑制性のサイトカインを産生して、これを放出することで免疫反応を抑制することもできる。主要なサイトカインの種類としては、インターロイキン10とTGFβがあげられる。5章で、活性化17型ヘルパーT細胞の分化に必要なサイトカインとして、「インターロイキン6＋TGFβ」をあげた。TGFβは、インターロイキン6といっしょに作用するときは免疫反応を促進する活性化17型ヘルパーT細胞を誘導するが、基本的には免疫反応を抑制するサイトカインである。

さらに、制御性T細胞には、インターロイキン2に対する受容体が非常に多い。インターロイキン2は、ナイーブT細胞が活性化して増殖する際に共通して必要とする重要なサイトカインであり、これを制御性T細胞が奪いとる形になり、当然、免疫反応は抑制される。

以上のように制御性T細胞は、免疫を抑制し、時に収束に向かわせる。これらのはたらきが、からだのなかでどのようにバランスして発動されるのか完全にはわかっておらず、今後の重要な研究課題である。

胸腺でつくられる制御性T細胞のはたらきについて紹介した。制御性T細胞がつくられるしくみとして、もう一つ、胸腺を出てリンパ節などを循環するようになったナイーブヘルパーT細胞が制御性T細胞に転ずるしくみもある。このしくみは腸管免疫との関係が深いので9章であらためてのべる。

B細胞の制御

自己反応性のナイーブB細胞を直接とりのぞく強力なしくみは、現在のところ明らかになっていない。おそらく、B細胞が活性化するには原則として活性化ヘルパーT細胞の助けが必要であり、自己反応性のB細胞を活性化する活性化ヘルパーT細胞は原則として存在しないので、自己反応性のB細胞が活性化することはまずないからであろう。自己反応性のB細胞が抗原提示したとしても、活性化ヘルパーT細胞の助けを受けられなければアナジーとなる。

また、ナイーブB細胞が抗原に結合しても、その抗原がすでに抗体で覆われている場合、ナイーブB細胞表面の特定の分子が抗体の根もとのFc領域を認識し、アポトーシスをおこして死ぬ。同じような抗体を新たにつくる必要はないということだろう。

アポトーシス誘導スイッチ

すでに、制御性T細胞が免疫反応を抑制し、収束に向かわせるはたらきをすることをのべた。また、B細胞についても、免疫反応を収束に向かわせるはたらきの例をのべた。

それ以外に、しかるべき段階で免疫反応を終わらせるしくみを紹介しよう。

T細胞は、活性化するとFａｓという分子が表面に顕著に増加する。これはアポトーシスを誘導するスイッチで、他の細胞のＦａｓリガンドが結合すると、Ｔ細胞はアポトーシスをおこして死んでしまう。

Ｆａｓリガンドは、多くの細胞が出しているが、ナイーブＴ細胞も活性化すると、このＦａｓリガンドを表面に出すようになる。自分のＦａｓリガンドで自分のＦａｓスイッチを押すことはできないので、活性化したとたんに自殺するようなことはないが、となりの細胞どうしでスイッチを押し合うことはある。

免疫反応が暴走したり、あるいは収束に向かうときに、活性化Ｔ細胞どうしでＦａｓスイッチを押し合い、Ｔ細胞は死んでいくのだ。

免疫反応をうまく終わらせるためのしくみは、ほかにもいくつかある。それらは、活性化すると同時に抑制性の分子スイッチを表面に出す、というパターンが多い。

つぎの８章では、免疫学最大の迷宮に分け入る。

コラム

おもな免疫細胞（白血球）とそのルーツ

造血幹細胞 →

- 赤血球（※）
- 血小板（※）
- 白血球
  - 好塩基球
  - 好酸球
  - 好中球
  - マクロファージ
  - 樹状細胞
  - 自然リンパ球
  - マスト細胞
  - T細胞
  - B細胞

骨髄の造血幹細胞から各細胞が分化することはわかっているが、分化経路の詳細はまだ確定的にはわかっていない。
※は本書で登場しない。

第8章
免疫記憶

未解明の迷宮

プロローグでのべたように、二五〇〇年も前に「二度なし」の現象が書物に記録されている。また、二〇〇年前にジェンナーが最初の天然痘ワクチンを接種、その後たくさんのワクチンが開発され、数多くの病気が征圧されている。にもかかわらず、免疫記憶のメカニズムは、よくわかっていない。

図8－1は、免疫記憶の説明に使われる典型的なグラフである。抗原の初回の侵入では、七日目あたりから抗体が増えはじめ、一五日目あたりでピークとなる。それが二回目の侵入になると、七日目で初回のピークを大きく超え、一〇日目で初回の一〇〇倍近くに達する。すなわち、初回の侵入が記憶され、二回目の侵入では迅速かつパワフルに対応する。

現象としては一目瞭然なのに、なぜメカニズムが解明できないのだろうか。

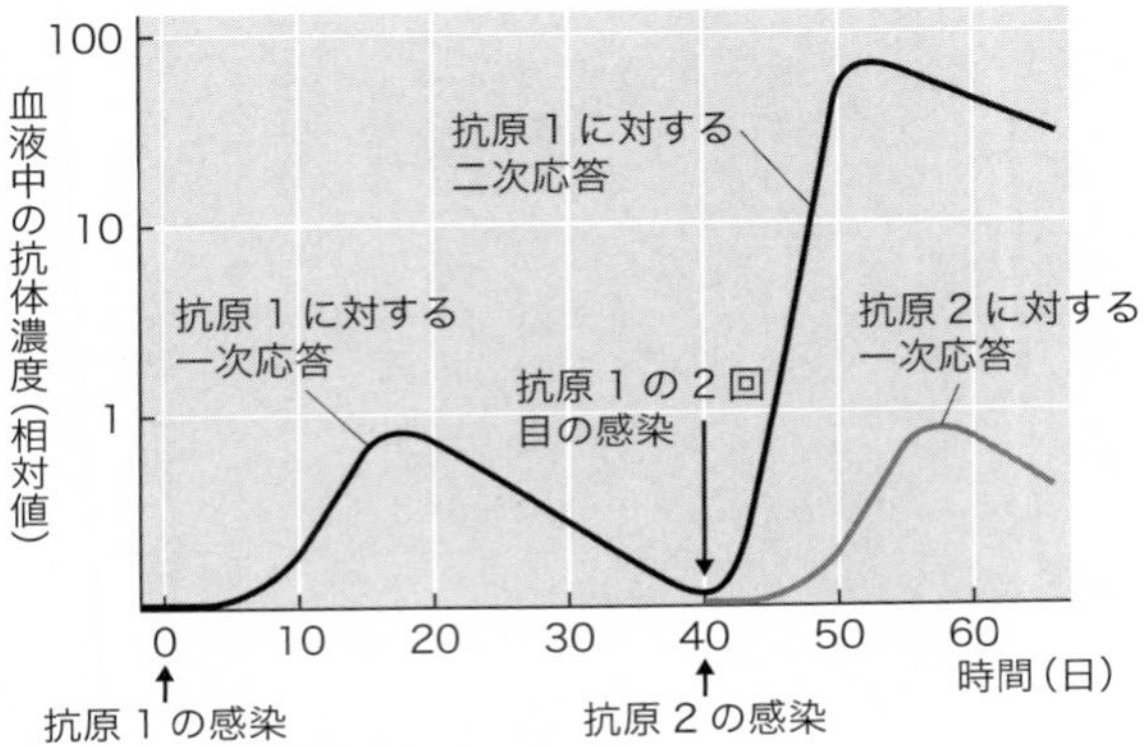

図8-1　抗体産生量の変化

最大の理由は、記憶細胞は計測がむずかしく、いちじるしく実験が困難なことにある。そのうえ一年をこえるスパンでの実験には強靱な精神力が必要だ。長年、免疫記憶の迷宮にはまっている筆者（黒崎）がいうのだからまちがいない。

そうはいっても、研究者たちの努力でいろいろなことが少しずつわかってきた。本章では、それらをオムニバスに語ろう。

記憶細胞はある

記憶B細胞、記憶キラーT細胞、記憶ヘルパーT細胞。現在では、これらの細胞が存在することは確かであるとされている。

なにをいまさら、と思われるかもしれないが、免疫記憶の説明に、免疫記憶に特化した記憶細胞の存在が絶対に必要かというとそうではない。たとえば、図8

－1の現象を説明するのに、必ずしも記憶細胞という特殊な細胞の存在は必要ない。侵入した抗原が少量だけ体内で生き残りつづけるしくみがあるなら、それを説明できる可能性がある。

だから記憶細胞は、「一度、抗原を経験して、そのあと抗原が存在しない状況下でも生きのびている細胞」をその定義としている。

このような定義のもと、現在では、記憶B細胞、記憶キラーT細胞、記憶ヘルパーT細胞とも、たとえ体内に抗原が存在しなくても、サイトカインによって長期間維持されることが実験的に証明されている。

また米国では、天然痘ワクチン接種後の免疫記憶の持続に関する研究がおこなわれ、記憶B細胞、記憶キラーT細胞、記憶ヘルパーT細胞とも、ほぼ生涯維持されていることが報告された。このような研究が可能だったのは、天然痘は一九八〇年に全世界で撲滅され、「抗原が存在しない状態」が実現したからである。

ただし、すべての病原体感染やワクチン接種で、これほど長く免疫記憶が維持されるわけではないことに注意してほしい。維持期間に差のある理由はよくわかっていない。

免疫記憶のしくみ

免疫記憶のしくみをかんたんに説明してみよう。

まず、抗原刺激により、ナイーブB細胞、ナイーブキラーT細胞、ナイーブヘルパーT細胞が抗原特異的に活性化され、増殖する。増殖した細胞はそれぞれの役割をはたすべく一生懸命にはたらく。これまではとくに言及しなかったが、この時期の細胞を各細胞のエフェクター細胞とよぶ。「はたらく細胞」という意味合いである。一方、増殖した細胞の一部は記憶細胞になる。

抗原が排除されると、エフェクター細胞はやがてアポトーシスによって死んでしまう。一方、記憶細胞はそのまま生きつづけて、つぎの抗原侵入にそなえる。

同じ抗原がつぎに侵入したとき、これらの記憶細胞が抗原特異的に活性化される。

記憶細胞は、

①すぐにエフェクター細胞に分化できる段階にあること

②抗原特異的な細胞の割合がナイーブ細胞にくらべて高いこと

③空間的にエフェクター機能を発揮しやすい場所に位置していること

などから、二回目の反応は迅速かつパワフルにおこる。

以上が、先に示した図8-1の謎解きでもある。

おそらくこういう流れであろうということで、細部はまだ不明なところが多い。記憶B細胞ができるメカニズムは、3章でのべたようにかなりわかってきた。記憶T細胞ができるメカニズムについては、それらの細胞がさまざまな臓器に存在していることから、偶然に生存因子としてのサイトカイン発現の多いところに行くことで形成されていると考えられている。記憶細胞がつぎの抗原侵入まで維持されるしくみについても、主にサイトカインなどの影響と考えられているが、臓器ごとの詳細などははっきりとはわかっていない。

記憶ヘルパーT細胞は必要なのか

前項でのべた免疫記憶のしくみのなかで、かつて記憶ヘルパーT細胞について議論になったことがある。それは、記憶B細胞が活性化する際に、記憶ヘルパーT細胞は必要なのか、という点である。

二回目の反応が迅速なのは、そもそも記憶B細胞は活性化ヘルパーT細胞の助けなしに活性化できるからではないかと考えられていた時期があった。活性化ヘルパーT細胞の助けがいらないことも、記憶B細胞の反応が迅速である一つの理由だと……。

しかし、研究が進み現在では、記憶B細胞の活性化には、やはり活性化ヘルパーT細胞の助けが必要であると考えられている。また、その任にあたるのも、同じ抗原を認識する記憶ヘルパーT細胞から生じた活性化ヘルパーT細胞だと考えられている。

記憶B細胞

ここからB細胞とT細胞に分けて免疫記憶を見ていこう。

3章でのべたように、抗原を認識したナイーブB細胞は、抗原特異的な活性化ヘルパーT細胞の協力のもとで活性化し、まずリンパ節の濾胞外周部で増殖し、その中から記憶B細胞がつくられる。つづいて濾胞中心部で胚中心を形成して増殖し、この中からも記憶B細胞がつくられる。前者はクラススイッチをおこしておらず（IgM型）、後者はクラススイッチをおこしている（IgG型など）と考えられている。

ここで、記憶B細胞が選別されるしくみを思いだしてほしい。リンパ節濾胞の胚中心では、まず親和性の高さが上位三割の活性化B細胞が選ばれ、その中から、親和性の高いものが選ばれてプラズマ細胞になり、親和性の低いものが選ばれて記憶B細胞になるのだった。したがって、記憶B細胞は相対的に親和性が低いことになる。

ではなぜ、相対的に親和性の低いものが記憶B細胞になるのだろうか。

それは、病原体の変異にそなえているから、と考えられている。たとえば、インフルエンザは変異をくり返すウイルスとして知られている。病原体は、再侵入時に、以前とは異なる姿をしていることが多い。だから現時点では親和性の低いもののほうが、再侵入時にはピッタリ合う可能性が高い。免疫記憶はその点を織りこみ済みなのではないだろうか。

　また、リンパ節の濾胞外周部でつくられるＩｇＭ型の記憶Ｂ細胞と、胚中心を形成したあとでつくられるＩｇＧ型（など）の記憶Ｂ細胞には、親和性の高低や、クラススイッチを起こしているかいないかのちがいがあるが、それによって役割がちがうのだろうか。

　後者のＩｇＧ型（など）は、病原体の再侵入時に、多くのものはそのままプラズマ細胞になる。強力な抗体を出せるのだが、ほとんど運命は決まっている。一方、前者のＩｇＭ型は、それほど強力な抗体は出せないのだが、そのままプラズマ細胞になるだけでなく、クラススイッチも可能だし、親和性成熟も可能である。いろいろつぶしが利くのである。これも病原体の変異など、さまざまなケースを想定して、両者がそなえられているということだろう。

　なお、マウスではＩｇＥ型の記憶Ｂ細胞は確認されていない。ＩｇＧ１型の記憶Ｂ細胞が、抗原再侵入後に活性化してクラススイッチを起こし、ＩｇＥ型のプラズマ細胞になると考えられている。

　記憶Ｂ細胞についてはかなりのところがわかってはきたが、いまだ推測の域を出ない部分も多く、今後の研究によっては変わってくる可能性もある。

抗体をすぐにつくれる理由

記憶B細胞は、抗原が侵入してから、なぜ四日程度で大量の抗体を出せるようになるのだろう。初回の感染では、抗体産生量のピークまで二〜三週間もかかる。

前述のとおり、活性化ヘルパーT細胞の助けを必要としないからという考えは、現在では否定されている。マウスの実験で、T細胞を除去した状況で抗原に出合うと、記憶B細胞は抗体を産生するプラズマ細胞には分化しない。

抗体をすぐに大量につくりだせる理由の一つとしてあげられるのは、記憶B細胞は、初回の侵入時に対応したナイーブB細胞よりも数が多いうえに分化が進んでいることである。筆者（黒崎）らの実験によれば、記憶B細胞はナイーブB細胞よりはるかにプラズマ細胞に近い分化段階にいる。多くの場合、もはやクラススイッチや親和性成熟を経ずにプラズマ細胞になると考えてよい（前述のIgG1型がIgE型にクラススイッチするような例外はある）。それゆえ、記憶B細胞は増殖能力の点ではナイーブB細胞に少し劣るが、総合的にみて抗体産生のピークにいたる時間が短いし、抗体の量も多いと考えられる。

もう一つの理由として、空間的に記憶B細胞のそばに記憶ヘルパーT細胞がいるというモデルが考えられている。記憶ヘルパーT細胞がそばにいれば両者はすぐに出合えるので、記憶B細胞の活性化が速いというものである。この場合、記憶B細胞が抗原提示細胞になる。記憶B細胞が、十分、抗原提示細胞になり得ることは、記憶T細胞の項でのべる。しかし、再三のべているようにその「流動性」が特徴である免疫系において、お互いがすぐそばに居つづけられるしくみがあるのかどうか、今後の研究に期待したい。

長寿命プラズマ細胞

3章でのべた長寿命プラズマ細胞は、クラススイッチと親和性成熟を経てできる高親和性のプラズマ細胞が骨髄に移動したものである。先に紹介した米国の天然痘ワクチン接種後の免疫記憶の持続に関する研究では、血中の抗体量が一定の値で生涯維持されることがわかっており、抗体の供給源である長寿命プラズマ細胞も生涯維持されていることになる。

長寿命プラズマ細胞は、一般に寿命がいちじるしく長いと考えられていて、マウスの場合も、マウスの寿命が尽きるまで抗体を産生しつづける。この間に抗原が再侵入すると、いち早く抗原に抗体が結合して（オプソニン化）、マクロファージなどが貪食して感染を食い止める。この段階で食い止められなかった場合も、オプソニン化によってマクロファージや樹状細胞などへの抗原の取りこみを速めるので、初回侵入時よりはるかに迅速かつパワフルに免疫応答できる。長寿命プラズマ細胞も、広義の免疫記憶細胞といえよう。

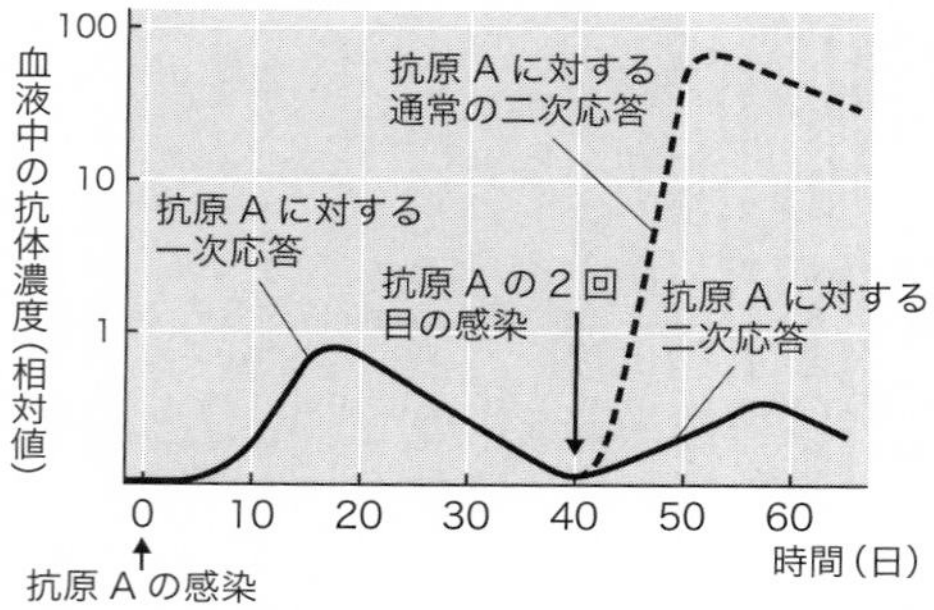

図8-2　CR2分子をこわしたマウスでの抗体産生量の変化

ただし、骨髄における長寿命プラズマ細胞の居住スペースは限られているらしく、新たな長寿命プラズマ細胞ができると、古いものから少しずつ追い出されるしくみになっているようだ。そのメカニズムも興味深いが、よくわかっていない。

注目されるFDC（濾胞樹状細胞）

親和性成熟を経て高親和性のＩｇＧ型プラズマ細胞ができるとき、ＦＤＣ（濾胞樹状細胞）が「抗原のショーウインドウ」の役目を果たすことを3章でのべた。

このＦＤＣが、免疫記憶でも重要な役割を担っているらしいことがわかってきた。ＦＤＣの表面のある分子をこわしたマウスでは、Ｂ細胞の免疫記憶が生じないのだ。そればかりでなく、初回の感染より二回目の感染のほうが、なぜか抗体の量が少なくなってしまう（図８－２）。

こわした分子はＣＲ２といって、自然免疫に属する防御物質である「補体《ほたい》」の受容体だ。補体が免疫記憶にどうかかわっているかはまったくわかっていないが、とにかくＦＤＣの表面のこの分子をこわすと免疫記憶が生じない。

これはＴ細胞、Ｂ細胞が中心の獲得免疫にかぎらず、補体系をふくむ自然免疫も広く免疫記憶にかかわっている可能性を示唆している。

記憶Ｔ細胞はＣＤ28を介した補助刺激に依存しない

ここからは記憶Ｔ細胞について説明する。

ナイーブＴ細胞（ヘルパーとキラー）が活性化する条件の一つに、ナイーブＴ細胞の補助刺激分子ＣＤ28と樹状細胞の補助刺激分子ＣＤ80／86が結合して刺激がはいる必要があったことを覚えておられるだろうか。記憶Ｔ細胞の活性化においては、このＣＤ28を介した補助刺激がなくてもよい、あるいは少なくてもよいとの実験結果がある。

そうだとすると、完全に活性化しない抗原提示細胞でも記憶Ｔ細胞には抗原提示できることになる。少し前にのべた記憶Ｂ細胞が記憶ヘルパーＴ細胞に抗原提示して活性化させることも可能なのである。

不十分な活性化状態である抗原提示細胞でも記憶Ｔ細胞の活性化が生じるのであれば、記憶Ｔ細胞活性化の機会が大幅に増え、すぐにエフェクターＴ細胞に分化できる理由のひとつとなる。

三種類の記憶T細胞

記憶T細胞には、現在少なくともエフェクター記憶T細胞、セントラル記憶T細胞、組織常在性記憶T細胞の三種類がある。

活性化T細胞は、大部分がエフェクター細胞（いわゆる「はたらく細胞」）となるが、このとき同時に、三種類の記憶T細胞がつくられる。三種類の記憶T細胞は細胞表面に出ている分子により分類され、末梢組織にはエフェクター記憶T細胞が多く、リンパ節ではセントラル記憶T細胞が多い。感染が収束した組織には組織常在性記憶T細胞が常在する。

エフェクター記憶T細胞が巡回する末梢組織とは、主として肺、気管、腸管など粘膜器官のことが多い。一方、セントラル記憶T細胞は、リンパ節を巡回してやがて骨髄に移動することが報告されている。この分布のちがいには、その組織でのサイトカインなどの発現が関連している。

同じ抗原がつぎに侵入したとき、エフェクター記憶T細胞はすばやくエフェクター機能を発揮して侵入した病原体を排除できるが、増殖能力に乏しく寿命も短い。一方、セントラル記憶T細胞はすぐにエフェクター機能を発揮できるわけではないが、増殖能力が高く、少し時間はかかるが多くのエフェクター細胞を生み出す。組織常在性記憶T細胞は、病原体感染の場でエフェクター機能を発揮できる場合があるので、最寄りのリンパ節まで移動して活性化するような時間を短縮できる。

しかし、記憶B細胞同様、記憶T細胞についてもわかっていないことが多い。免疫記憶の本格的な解明はこれからである。

第9章 腸管免疫

まだある未解明の迷宮

腸管には、からだ全体の免疫細胞の五〇％以上が存在する。食物を消化吸収するという性質上、食物にまぎれた細菌やウイルスの体内侵入を阻止しなければならない。同時に、食物や平和共存する腸内細菌にむやみに反応しないことも重要だ。

本書でこれまで説明してきた全身免疫は、異物は有害なものとして排除することが基本だった。それに対し腸管免疫は、有害な異物は排除するが、無害な異物は見て見ぬふりをするという、きわめて高度な対応を実現させている。

それだけに腸管免疫は、まだわかっていないことが多い。8章でのべた免疫記憶同様、今後の研究の進展が期待される分野だ。とりわけつぎの二つの解明が待たれる。

・経口免疫寛容

・腸内細菌と免疫との関係

研究成果は少しずつ出てきているが、いまだ確証が得られたとはいいがたい。この二つについては、あらためてのべることにして、小腸を例に腸管免疫の基本的なしくみから説明しよう。

小腸の免疫細胞

小腸の内側表面には絨毛《じゅうもう》がびっしり生えている。絨毛の最外層には一層の粘膜上皮細胞がならび、腸管内側の表面に微絨毛《びじゅうもう》がすきまなく生えている。絨毛には毛細血管とリンパ管が分布していて、毛細血管からはアミノ酸やブドウ糖が、リンパ管からは脂質が吸収される。

粘膜上皮細胞のあいだには、多くのT細胞や樹状細胞がはさまれる形で分布している。また、粘膜上皮細胞のならびのなかには、下部にポケットをもつM細胞という特殊な細胞がときおり見られ、M細胞では絨毛がとぎれ台地状になっている。その台地の下にパイエル板というリンパ組織が存在する（図9-1）。

パイエル板には、樹状細胞、T細胞、B細胞などの免疫細胞がいて、樹状細胞などはM細胞のポケット部にも入りこんでいる。パイエル板は一六七七年にスイス人医師パイエルが解剖学的に発見し、免疫に関係することがわかったのは一九七〇年代に入ってからだ。ほかに小腸のリンパ組織としては、パイエル板同様に小腸に点在する孤立リンパ小節や、腸間膜リンパ節がある。

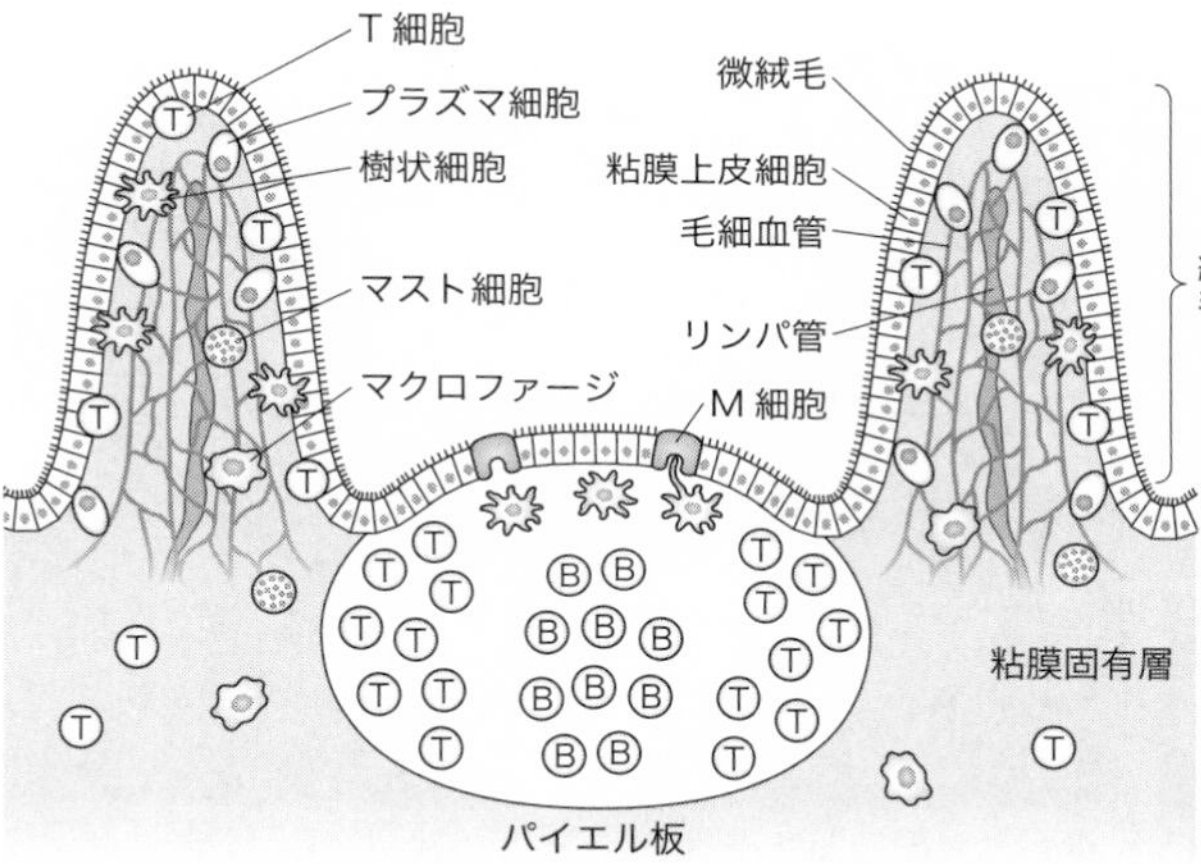

図9-1　小腸のリンパ組織

一方、絨毛の最外層にならぶ粘膜上皮細胞の下の粘膜固有層には、免疫応答の結果生じたプラズマ細胞（抗体産生細胞）がならび、粘膜上皮細胞をとおして腸管内にむけて抗体を放出している。粘膜固有層には、T細胞、樹状細胞、マクロファージ、マスト細胞なども分布する。

腸管の粘膜上皮層と粘膜固有層に存在する免疫細胞の数は、他のどの場所とくらべても圧倒的に多い。

腸管免疫の基本はIgA

M細胞とパイエル板に話をもどそう。

M細胞は、特殊な受容体を腸管内に出していて、食物といっしょに流れてきた微生物抗原をくっつけてポケットに取りこむ。たとえば大腸菌やサルモネラ菌に結合するGP2という受容

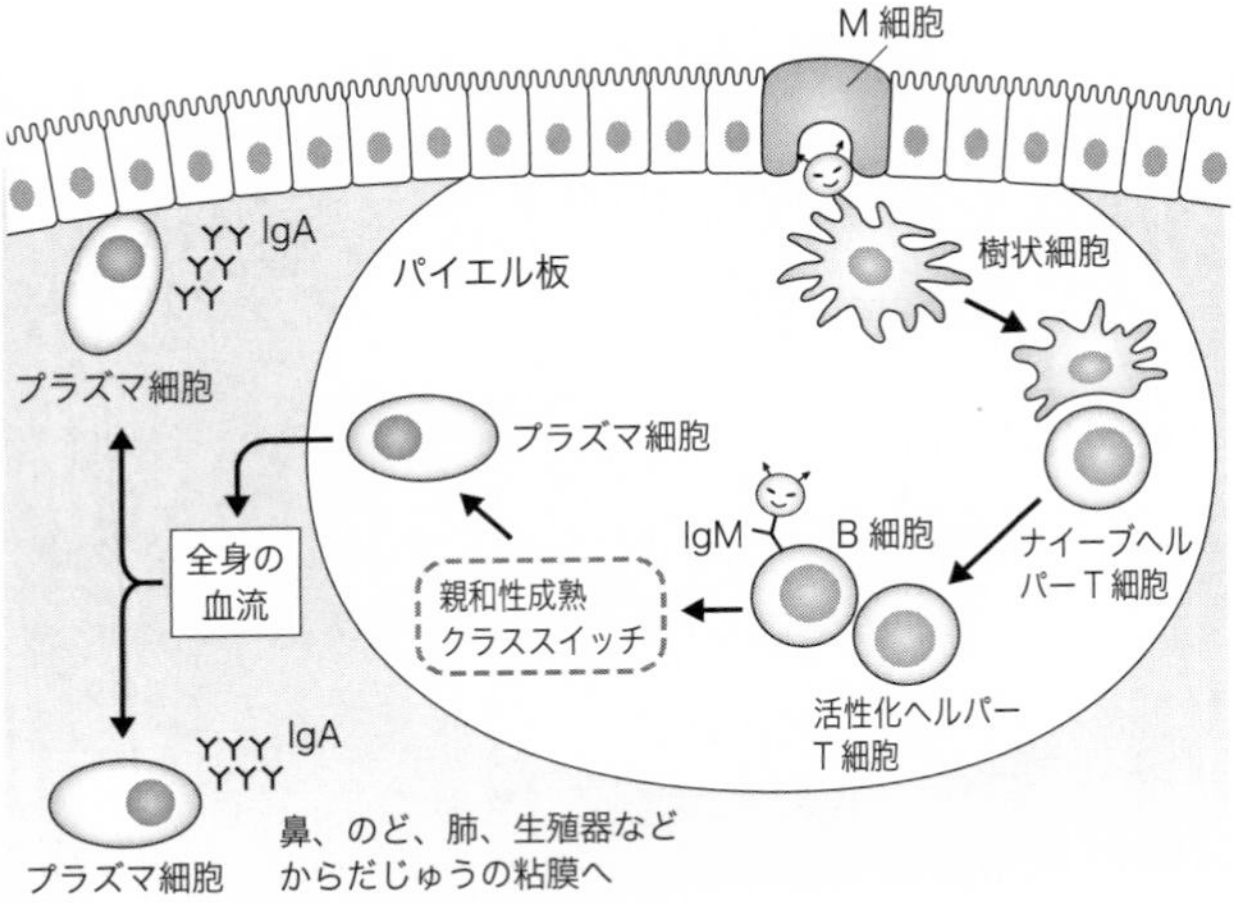

図9-2　プラズマ細胞ができるまで

体の存在が確認されている。ポケットでは樹状細胞が待ちかまえていて、取りこまれた細菌やウイルスを受けわたされ、免疫応答がはじまる。

M細胞は、腸管内の微生物を監視する〝窓〟のようなものといえよう。

抗原となる細菌やウイルスを受けわたされた樹状細胞は、パイエル板のナイーブヘルパーT細胞に抗原提示をおこない、抗原特異的に活性化ヘルパーT細胞が誕生する。このときパイエル板のナイーブB細胞も独自にB細胞抗原認識受容体にくっついた抗原を食べてある程度活性化していて、活性化ヘルパーT細胞との相互作用により完全に活性化し、クラススイッチ、親和性成熟を経て、プラズマ細胞へと分化する（図9－2）。

ここで全身免疫と異なるのは、最終的な抗体のクラスがＩｇＡであることだ。活性化Ｂ細胞の抗体のクラスが、ＩｇＭから、ＩｇＧでもＩｇＥでもなく、主にＩｇＡにクラススイッチすることが腸管での免疫応答に特徴的である。なお、全身免疫同様、親和性成熟の前に分化するものはクラススイッチせずにＩｇＭ型であるが、腸管に特有のＩｇＡ型について説明をつづける。

プラズマ細胞は、パイエル板からリンパ管経由で出ていって血流に乗り、再び腸にもどってきて、ＩｇＡを腸内に向けて放出するようになる。前項で粘膜固有層にならんでいるといったのは、これらのプラズマ細胞である。全身をぐるっと一周して腸管にもどってこられるのは、粘膜固有層が特殊な目印を出していて、それを目指しているからである。

どうせ腸管にもどってくるなら、なぜ全身をめぐる必要があるのかと思われるかもしれないが、これには意味がある。

パイエル板を出たプラズマ細胞は、腸管のほかに鼻やのど、肺の気管支、生殖器など、からだじゅうの粘膜にたどりついてプラズマ細胞としてはたらく。腸管でキャッチした病原体はからだじゅうの粘膜から侵入する可能性があるので、まんべんなく配置して水際で阻止するということだろう。腸管免疫が粘膜免疫ともよばれるゆえんである。

さらに腸管の長さを思いだしてほしい。日本人の小腸は六～七メートルといわれている。この長さにまんべんなくプラズマ細胞を配置するためにも、いったん全身の血流に乗せるのは理にかなっている。

なお、腸管では、活性化ヘルパーT細胞に依存しないIgA産生プラズマ細胞もつくられている。3章で、細菌の細胞壁のリポ多糖など、くり返し構造をもちB細胞抗原認識受容体を架橋するタイプの抗原に対しては、活性化ヘルパーT細胞の助けがなくても、B細胞が活性化してプラズマ細胞ができることをのべた。そのことは腸管にもあてはまる。親和性成熟はおこらないので抗体産生までの時間は短いが、親和性は低い。ただし、腸管ではIgMからIgAへのクラススイッチがおこる。

IgAへのクラススイッチ

活性化ヘルパーT細胞に依存性であっても、非依存性であっても、抗体のクラスはどのようにしてIgAにクラススイッチされるのだろう。

T細胞依存性の場合は、5章でのべたように、活性化ヘルパーT細胞のタイプが濾胞17型になることで、IgAへのクラススイッチがおこなわれると考えられている。しかし、ナイーブヘルパーT細胞がどのように活性化濾胞17型ヘルパーT細胞に分化するのかについては、よくわかっていない。T細胞非依存性の場合も詳細は不明である。

ただ、T細胞依存性の場合も、非依存性の場合も、TGFβなどのサイトカイン、あるいはレ

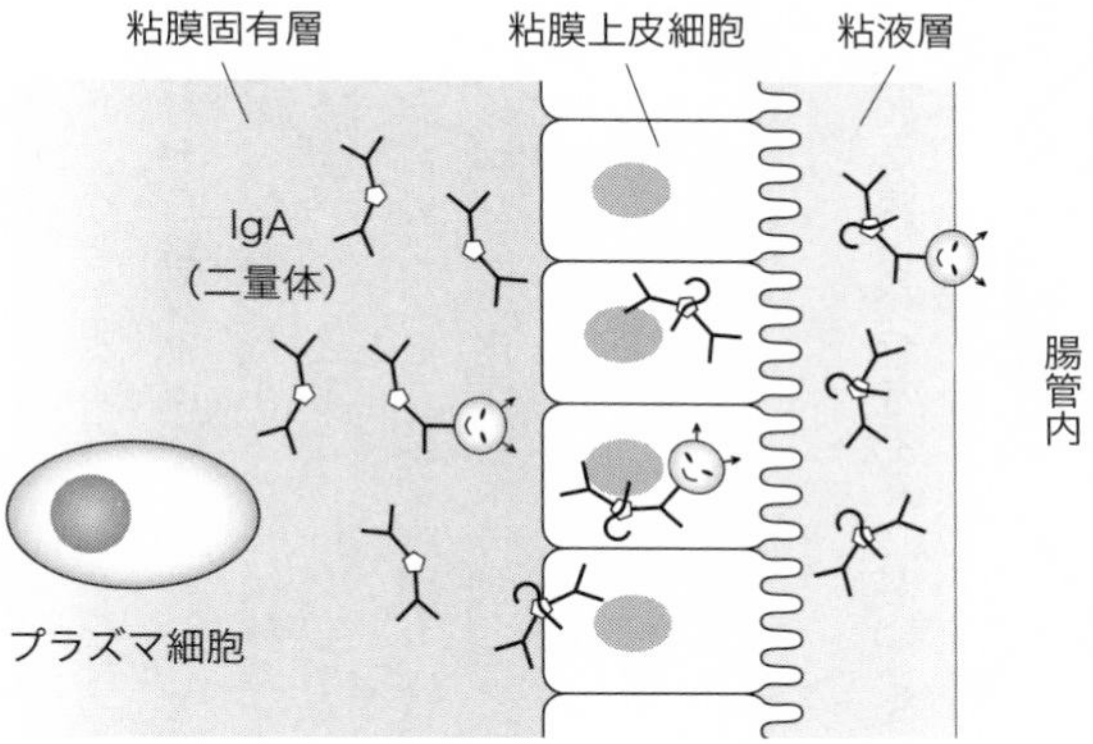

図9-3　IgAのはたらき

チノイン酸などの物質が関わっていることはわかってきた。これらは樹状細胞をはじめとするさまざまな免疫細胞、非免疫細胞によって産生されており、IgAへのクラススイッチには、腸内細菌をふくむ腸管環境の影響があることは間違いない。

IgAはどうはたらくか

IgA産生プラズマ細胞は、腸管をはじめとする粘膜の上皮細胞の直下に陣どり、IgAを放出する。腸管のプラズマ細胞が放出するIgAは二量体になっていて、粘膜上皮細胞はそのつなぎ目をひっかけて細胞内に取りこみ、ひっかけた道具とともに腸管内に放出する。

IgAは、抗原特異的に細菌やウイルスなどの病原体にくっつき、中和作用によって機能を停止させ、病原体ともども体外に排出される（図9－3）。

ＩｇＡが腸内に向けて放出されると書いたが、ＩｇＡが飛び道具のように使われるわけではない。腸の表面には厚い粘液層があって、その粘液層にＩｇＡが溶けこむ感じだ。粘膜上皮層から侵入しようとする病原体はかならずこの粘液層を通るので、ここでＩｇＡに中和されて、数日で入れ替わる粘膜上皮細胞といっしょに排出されるというわけだ。

また、腸管で放出される抗体がＩｇＡであることは理にかなっている。ＩｇＡは消化酵素に対して耐性がある。また、ＩｇＡにはオプソニン化作用がないので、食細胞の食欲をむやみに増すことがない。ＩｇＡは粘膜固有層や粘膜上皮層にいるときも病原体を中和してはたらいているので、オプソニン化作用があったら食細胞がどんどん寄ってきて炎症さわぎになってしまう。次項でのべるように、腸管では無用の炎症をおこさないことが重要である。

ところで、腸管にはＩｇＧがまったくないかというと、そうではない。ちゃんとＩｇＧも産生されている。おそらく、局所的に感染が広がったような病原体に対するものと思われる。

腸管免疫は炎症をおこさないようにはたらく

さて、腸管免疫には大きな特徴がある。できるだけ炎症をおこさないようになっているのだ。

1章でのべたように、傷口から侵入した病原体を食べた皮膚組織のマクロファージは、炎症を引きおこすサイトカインを放出して、多くのなかまを呼び寄せたり周囲のなかまを活性化したりする。ところが、腸管のマクロファージの多くは、病原体を食べてもこのような炎症性サイトカインをほとんど出さないのだ。

マクロファージは、血中にいる単球から分化して各組織に供給される。もとはいっしょなのだが、腸管のサイトカイン環境で分化すると、炎症性サイトカインを出さないマクロファージになるらしい。

これは炎症によって組織が傷つくのを防ぐためと考えられている。炎症をおこすことで効果的に病原体を撃退できるが、組織を傷つけるからである。腸管には微生物が常在しており、炎症によって組織が傷つくことでそれらの侵入を許してしまう。腸管のマクロファージはさわがず静かに〝黙食〟が基本なのだ。

また、腸管の樹状細胞も、抗原提示をしても、活性化させたT細胞が炎症性サイトカインをつくって放出することを妨げるような、免疫抑制サイトカインを出している。これも活性化したT細胞が出す炎症性サイトカインによって炎症がおこり、組織が傷つくのを防ぐためである。

経口免疫寛容

さて、本章の冒頭でのべた経口免疫寛容について考えてみよう。経口免疫寛容とは、口から食べて入ってくるタンパク質などに対しては、免疫反応が抑えられる現象をいう。

食物にふくまれるタンパク質は、わたしたちにとっては異物である。すなわち抗原性がある。しかし、タンパク質は、口から胃、胃から腸と進むうちに分解され、腸で吸収されるときにはアミノ酸にまで分解される。アミノ酸にはもはや抗原性はない。

ところが、タンパク質のなかには、アミノ酸にまで分解されずにタンパク質分子のまま腸で吸収されてしまうものがある。その数は、合計すると無視できない数になり、まともに免疫が応答すれば急激なショック症状をおこしてしまう。

このような危険を回避するために、わたしたちのからだには経口免疫寛容というしくみがそなわっている。そして、ふしぎなことに、経口免疫寛容が成立しているタンパク質に対しては、口からの摂取でなくても免疫反応がおきない。うるし職人が手のかぶれを避けるために、少量のうるしを食べるという話は有名である。

経口免疫寛容はどのように成立しているのだろうか。

食物抗原に対して制御性T細胞が誘導される

すでにのべたように、免疫応答がはじまるにあたっては、自然免疫細胞のパターン認識受容体が病原体を認識する必要がある。単なる食物タンパク質は細菌でもウイルスでもないので、原理的には免疫が反応することはない。

原理的にはそうなのだが、自己反応性のナイーブT細胞が活性化してしまう危険があったのと同様、食物抗原（正確には「MHC＋食物抗原ペプチド」）反応性のナイーブT細胞が活性化してしまう危険はある。この危険を回避するため、食物抗原に対する免疫応答を積極的に抑えこむはたらきをするものがあるはずだ。その一つのしくみと考えられているのが制御性T細胞だ。

腸管の粘膜上皮からはいりこむ食物抗原を取りこんだ樹状細胞は、腸間膜リンパ節に移動して、ナイーブT細胞に抗原を提示する。このときに、活性化ヘルパーT細胞（1型、2型、17型、濾胞型）ではなく、制御性T細胞が誘導される。誘導された制御性T細胞は、特に、食物抗原に対する免疫応答を抑制する。7章で紹介した胸腺由来の制御性T細胞（中枢誘導性制御性T細胞）に対して、末梢誘導性制御性T細胞という。もちろん、中枢誘導性制御性T細胞も腸管に集まってくる。

同時に、抗原提示する樹状細胞の表面に食物抗原由来のさまざまなペプチドが提示されていると、その「MHC＋食物抗原ペプチド」に反応するナイーブT細胞にアナジーを誘導することもできる。

ところで、腸間膜リンパ節の樹状細胞はどのようにしてナイーブT細胞から制御性T細胞を誘導するのだろう。樹状細胞が制御性T細胞誘導用の補助刺激分子を強く発現している、特定のサイトカインを産生しているといった報告があるが、正確にはわかっていない。ただ、腸間膜リンパ節を切除したマウスでは経口免疫寛容が十分には成立しない。

腸管の粘膜固有層にいるCD4陽性T細胞のうち三〇%が制御性T細胞といわれる。全身における比率はおよそ一〇%といわれるので、腸管ではきわめて高い。制御性T細胞が経口免疫寛容に一役買っているのは確実であろう。

しかし、現段階では、経口免疫寛容の全容が判明したとはいえない。経口免疫寛容を長期間持続するため、制御性T細胞が長く生存している必要があるのかなど、明らかにすべき点は多い。

生まれたときから腸内を無菌状態に保った無菌マウスでは経口免疫寛容がほとんどなくなることから、腸内細菌がこのしくみに大きくかかわっていることも確実である。

腸内細菌と免疫

腸管には一〇〇〇種類以上の細菌が常在し、総数は一〇〇兆個を超えるといわれている。この腸内細菌の細菌種や細菌数のバランス異常がわたしたちの健康に重大な影響をあたえることがわかっており、健常者の便の移植で難治性の腸炎が改善するなどの報告がある。

無菌マウスではパイエル板、孤立リンパ小節、腸間膜リンパ節が異常に小さく、免疫のはたらき自体が大きく劣っている。腸内細菌と腸管免疫は切っても切れない関係にあるのだ。

マウスの研究で、いくつかのことが明らかになってきた。

一つには、小腸の粘膜固有層には、17型の活性化ヘルパーT細胞が圧倒的に多いことがわかった。全身を見わたして、活性化17型ヘルパーT細胞が恒常的にこれだけ多く存在するのはここだけである。そして、活性化17型ヘルパーT細胞への分化を強くうながしているのが特定の腸内細菌であることが突きとめられた。その名をセグメント細菌という。

活性化17型ヘルパーT細胞は、5章で説明したように、抗菌ペプチドの分泌を促進したり、好中球を動員したりすることを特徴とする、細胞外細菌に対応する活性化ヘルパーT細胞だ。注意してほしいのは、セグメント細菌がなんらかのかかわりをもつことで、腸管でナイーブヘルパーT細胞から誘導される抗原特異的な活性化ヘルパーT細胞のタイプが、1型や2型でなく主に17型になっているという点である。セグメント細菌向けの活性化17型ヘルパーT細胞が多く存在しているわけではない。

セグメント細菌のかかわりについては、腸管壁との相互作用により粘膜上皮細胞から急性期反応タンパク質が出て樹状細胞に作用し、樹状細胞が17型への分化を促進するサイトカインを出すようになるという可能性が示唆されている。

セグメント細菌については、濾胞17型の活性化ヘルパーT細胞の誘導にも関係しているのではないかとの報告があり、腸管におけるＩｇＡへのクラススイッチにもかかわっているかもしれない。

もう一つ、大腸では、クロストリジア属の腸内細菌が食物繊維を分解して産生する短鎖脂肪酸（酪酸など）の作用により、ナイーブヘルパーT細胞が制御性T細胞に分化することがわかってきた。こちらも、クロストリジア属の腸内細菌に対する制御性T細胞だけができるわけではなく、大腸の腸内細菌に対してはあまねく制御性T細胞がつくられるということだ。

腸管には、外から入ってくる病原体に対する免疫応答能を確保しながら腸内細菌に対する免疫応答を抑制するという高度なしくみがそなわっている。活性化17型ヘルパーT細胞は腸管免疫のアクセルともいえ、制御性T細胞は腸管免疫のブレーキともいえる。アクセル、ブレーキとも、腸内細菌の影響下にあることが具体的に明らかになってきたわけだ。もはや腸内細菌を抜きに腸管免疫を説明することは不可能といえよう。

腸内細菌はなぜ免疫に攻撃されないか

腸管免疫と切っても切れない関係にあるとはいえ、わたしたちにとって腸内細菌が異物であることにかわりはない。腸内細菌が免疫に攻撃されない理由として、いくつかの可能性があげられている。

まず、前項でのべたように、制御性T細胞が誘導されることで、腸内細菌に対する免疫応答が抑えられている。とはいえ、腸内細菌に対するＩｇＡができていることも確認されているので、

ＩｇＡによる排除と、増殖とのバランスで腸内細菌の数が保たれているのかもしれない。

あるいは、腸管の粘膜上皮細胞におけるパターン認識受容体の位置だ。食細胞やＢ細胞では、ＴＬＲ５（細菌の鞭毛タンパク質フラジェリンを感知する）は細胞の表面にあるが、粘膜上皮細胞では腸管内側の表面にはこれらがなく、粘膜固有層側だけに発現している。このことにより、単に腸壁にへばりついているだけの細菌に対して免疫反応はおきにくいことになる（図９－４）。

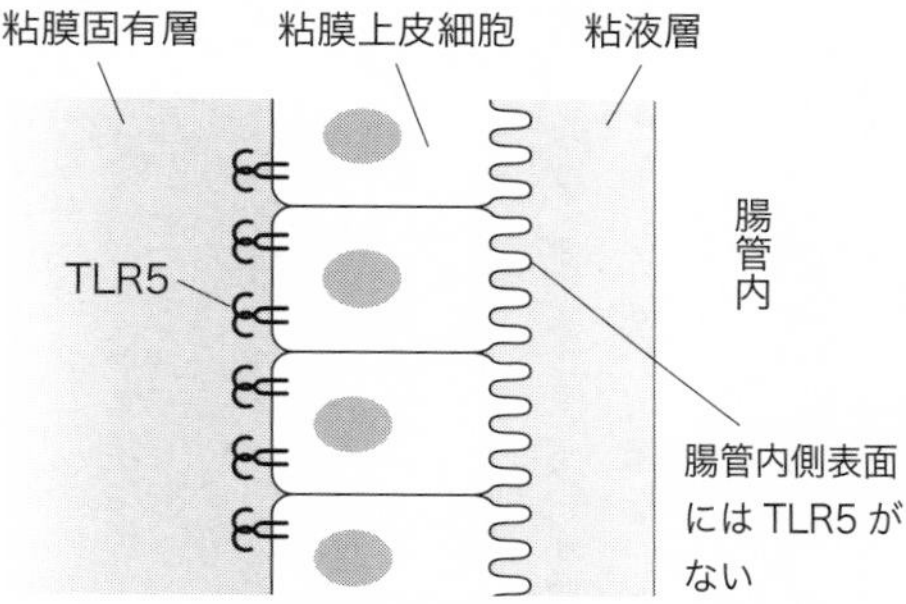

図9-4　粘膜上皮細胞におけるTLRの向き

　また、腸内細菌は、からだの構造が免疫反応をおこしにくいように進化しているのではないかといわれている。ある種の腸内細菌は鞭毛を体内に引っこめていたり、あるいは鞭毛が退化したりしている。このことによりＴＬＲ５には確実に引っかかりにくくなる。ＴＬＲ２やＴＬＲ４に対しても、細胞壁の構造を変化させて、認識されにくくなっている腸内細菌が多いと考えられている。

　いずれにしても、腸内細菌が免疫の攻撃から逃れている理由は一つではなく、さまざまな要因が複雑にからみあっているのだろう。

迷宮からフロンティアへ

本章では腸管免疫のエッセンスをのべてきた。断定的にいえることがほとんどなく、それこそ迷宮の雰囲気を味わっていただけたことと思う。腸管免疫系が、全身免疫系にくらべて免疫反応が抑えられた状態にあることは確かである。

なお、本章では、食物抗原と腸内細菌のどちらに対しても、制御性T細胞が誘導されることをのべたが、前者はおもに小腸で、後者はおもに大腸で起こることであって、免疫寛容のしくみとしてまったく同じではないと考えられている。つまり、食物抗原に対する免疫寛容はおもに小腸を舞台としておこり、腸内細菌に対する免疫寛容はおもに大腸を舞台としておこる。

おそらく腸管免疫は、免疫細胞や腸内細菌だけを登場人物としてそのしくみを描き切ることは不可能であろう。腸管は免疫系としてはたらくだけでなく、ホルモン系としても、神経系としてもはたらいているからである。

ここまで一切ふれてこなかったが、腸管の粘膜上皮細胞のならびのなかには、ホルモンを分泌する細胞が多数存在する。腸内にむかっては消化性のホルモンを分泌し、内側の血管には情報伝達に利用されるホルモンを分泌する。また、粘膜固有層と筋層のあいだには交感神経、副交感神経、感覚神経、運動神経からなる大がかりな神経系が走り、食べものを送りだす蠕動運動をつかさどるとともに、さまざまな感覚、ホルモンなどの分泌を制御している。

腸内細菌をふくむ免疫系、ホルモン系、神経系の三者がたがいに協力しあい、腸管の恒常性を保っていると考えてまちがいない。迷宮の度合いはますます深まるかもしれないが、研究テーマとしては魅力的なフロンティアでありつづけるだろう。

第10章

自然炎症

「内在性リガンド」の衝撃

1章で、TLR（トル様受容体）などのパターン認識受容体が、リポ多糖、フラジェリン、非メチル化CpG配列など、病原体に特有の成分を認識することを説明した。このしくみにより、自然免疫は病原体を認識して活性化し、獲得免疫の始動へとつながっていくのだった。

その際、「例外」があることを示唆し、くわしくは10章であらためてのべると書いた。本章では、いよいよこの「例外」に関係する発見を紹介する。

じつは、TLRなどのパターン認識受容体が認識する成分は、病原体由来のものだけではなかった。わたしたちのからだの自己成分の一部も認識することがわかってきたのだ。それらの自己成分を「内在性リガンド」という（図10－1）。自己細胞が大量に死んだときに出てくる成分などが多い。

	認識する主な対象（外来）	リガンド（外来性）	内在性リガンド
TLR2	細菌 （グラム陽性菌/グラム陰性菌） 真菌 原虫	ペプチドグリカン リポタイコ酸 ザイモザン（酵母の細胞壁成分） GPIアンカー（原虫表面のタンパク質）	HMGB1（核内タンパク質） HSP60（熱ショックタンパク質） ヒアルロン酸分解産物 ペルオキシレドキシン（脳梗塞後に放出されるタンパク質）
TLR3	ウイルス	二本鎖RNA	メッセンジャーRNA
TLR4	細菌 （グラム陰性菌）	リポ多糖	HMGB1（核内タンパク質） HSP（熱ショックタンパク質） ヒアルロン酸分解産物 ヘパラン硫酸 フィブリノーゲン細胞外ドメインA 酸化LDL ペルオキシレドキシン（脳梗塞後に放出されるタンパク質）
TLR7	ウイルス	一本鎖RNA	siRNA（低分子二本鎖RNA）
TLR9	細菌 ウイルス	DNAの非メチル化CpG配列	自己DNA ミトコンドリアDNA
Mincle	真菌（マラセチア菌） 細菌（結核菌）	トレハロースジミコール酸 （細胞壁成分）	SAP130（核内タンパク質）

図10-1　TLRなどが認識する内在性リガンドの例

ＴＬＲが病原体に共通する特定の成分を認識していることがわかり、自然免疫に対する見方が百八十度変わったのは二一世紀直前のことだった。その後、内在性リガンドの登場により、免疫研究の様相は一変したといっても過言ではない。そのことをこれからお伝えしよう。「例外」などという表現は、いまや適切とはいえないだろう。

免疫学の新しい展開

二一世紀直前に判明したのは、ＴＬＲなどのパターン認識受容体で病原体を認識した自然免疫が、獲得免疫を始動させるというストーリーであった。それ以前の免疫学では、自然免疫がそんな高度なはたらきをしているとはまったく考えられていなかったので、このストーリーは衝撃をもって受けとめられた。

しかし、さらにその先があった、というのが本章のテーマである。前項でのべたとおり、ＴＬＲなどのパターン認識受容体は、病原体に共通する特定の成分だけでなく、一部の自己成分も認識していたのだ。

そうなると、マクロファージ、好中球などの食細胞は、病原体だけでなく内在性リガンドを認識しても活性化し、炎症をおこすことになる。病原体が引きおこす炎症に対して、病原体がかかわらないこの炎症を「自然炎症」という。

自然炎症の代表的な例は、からだのなかで大量の細胞がネクローシスをおこして死ぬような場合だ。

からだのなかで細胞が死ぬパターンとして大きく二つの様式がある。アポトーシスとネクローシスだ（図10－2）。アポトーシスが誘導されると、細胞膜につつまれたまま内容物が分解され、最後は食細胞が丸ごと食べて処理する。一方、ネクローシスでは、細胞膜が破れて、内容物が分解されずに飛び散る。外傷や火傷、薬物、放射線などが誘因となる。

アポトーシスで細胞が死んだのであれば、DNAやRNAなどはすぐに分解されてしまうので、食細胞のパターン認識受容体が感知することはない。ところがネクローシスで細胞が死んだ場合、それも大量に死んだ場合は、分解されない大量のDNAやRNAなどが食細胞のパターン認識受容体までたどりついてしまう。

RNAは、ヒトでもウイルスでもほとんど変わりがないので、パターン認識受容体に認識される。DNAのCpG配列も、なかにはメチル化されていない領域もあり、これも認識される。さらに、ミトコンドリアDNAにいたっては、もともと微生物由来のため、まったくメチル化されていないので、当然CpG配列が認識される。こうして食細胞は活性化して炎症がおこる。

自然炎症がなんのためにおこるのか、まだはっきりとわかっていないが、組織の修復にかかわっているという考えが有力だ。自然炎症がおこると、マクロファージや好中球が集まり、損傷部

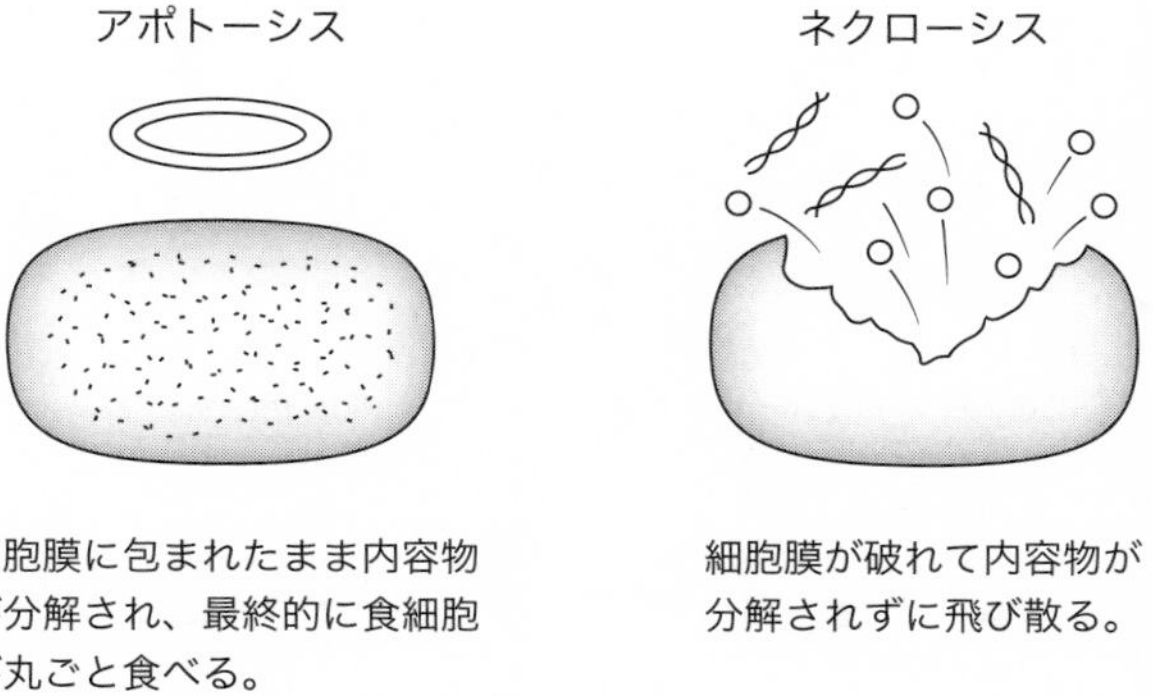
アポトーシス
ネクローシス
細胞膜に包まれたまま内容物が分解され、最終的に食細胞が丸ごと食べる。
細胞膜が破れて内容物が分解されずに飛び散る。

図10-2　アポトーシスとネクローシス

位が取りのぞかれる。さらに修復のための専門細胞が集まり、組織の再建にとりかかる。こうして組織は修復される。

内在性リガンドによって食細胞が活性化するのだから、当然、樹状細胞も活性化する。その場合、自己反応性のナイーブT細胞がほとんど存在しないことと、制御性T細胞が存在することにより、獲得免疫が始動されることはない。しかし、もし自己反応性のナイーブT細胞が活性化してしまったら、と考えると少々危うい。

また、パターン認識受容体はほぼ全身の細胞に分布しているため、内在性リガンドで自然炎症をおこしうるのは、マクロファージなどの食細胞だけでなく、ほぼ全身の細胞ということになる。この実例はあとでのべる。

自然炎症に注目が集まっているのは、自然炎症がさまざまな疾患の原因になっている可能性が出てきたからだ。痛風、アルツハイマー病、動脈硬化、糖尿病——これまでたしかな原因がわかっていなかったものが多い。

痛風はマクロファージがおこす自然炎症

痛風は全身の関節（とくに足の親指の関節）で急性の炎症がくりかえしおこる病気で、本人にしかわからない激痛をともなう。原因となるのは血液中の尿酸である。尿酸は細胞の老廃物で、増えすぎると結晶となって関節に付着し、これを食細胞が取りこむと炎症がおこることまではわかっていた。だが、なぜ炎症がおこるのかは不明だった。

これがまさに自然炎症だったのである。少し複雑になるが、そのメカニズムを説明しよう。

細胞内パターン認識受容体のひとつにＮＬＲＰ３がある。ＮＬＲ（ノッド様受容体）の仲間だ。ＮＬＲＰ３が病原体の感染によるストレスを感知すると、インターロイキン１βというサイトカインが放出される。これは強く炎症をおこす作用のあるサイトカインだ。

食細胞の細胞質にはＮＬＲＰ３があり、食細胞が尿酸結晶を取りこむと、細胞が刺激され（細胞にストレスがくわわり）、インターロイキン１βが放出される。痛風の炎症は、こうして放出されるインターロイキン１βがおこしていたのである。

インターロイキン１βが放出されるまでの過程を足早に説明しよう（図10－３）。

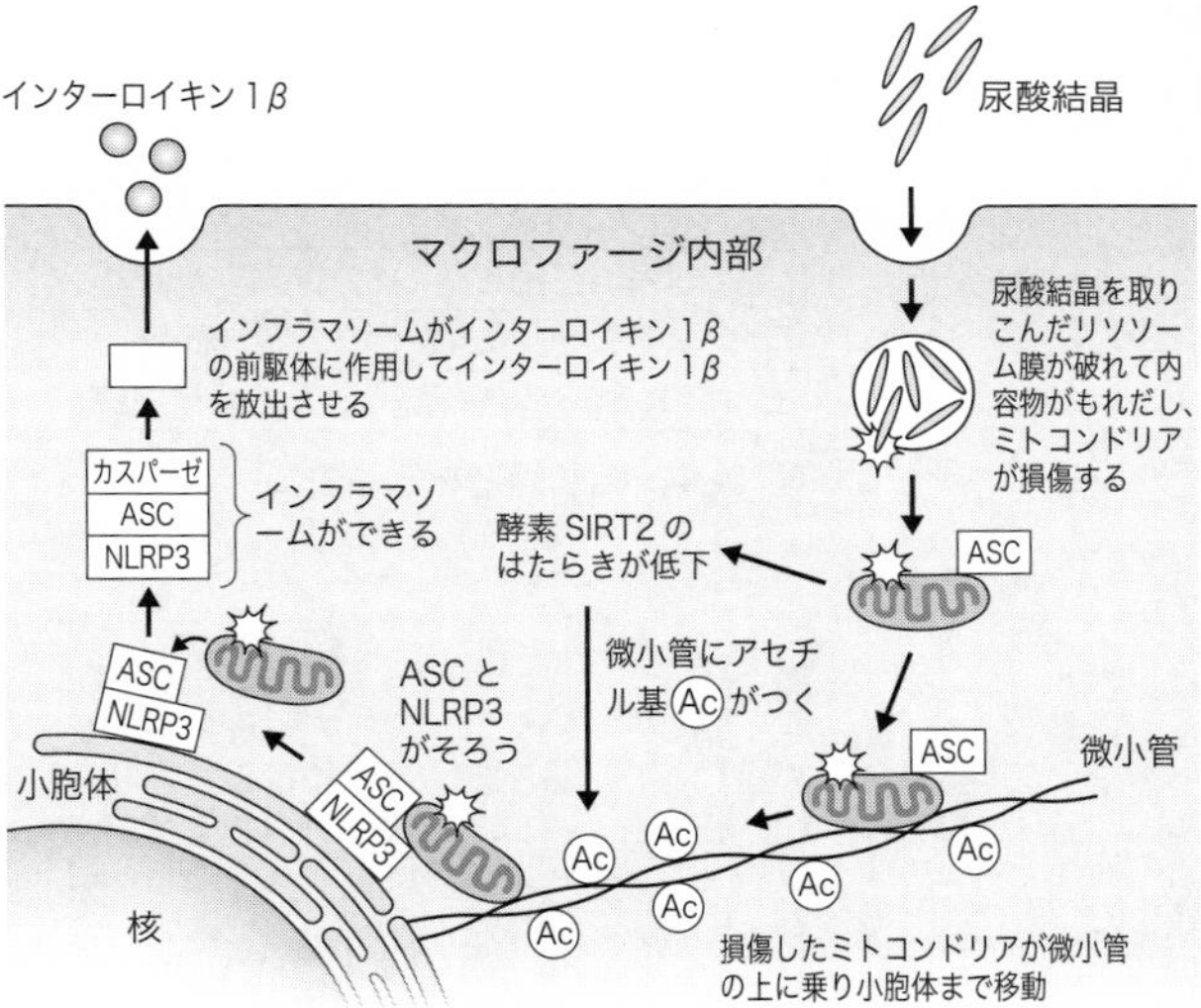

図10-3　痛風の発作

食細胞が尿酸結晶を細胞内に取りこむと、尿酸結晶の刺激でミトコンドリアが損傷する。するとＳＩＲＴ２という酵素のはたらきが低下し、細胞内の輸送路である微小管にアセチル基という分子がつく。その結果、損傷したミトコンドリアが微小管の上に乗り、細胞の中心部の小胞体まで移動する。こうして小胞体のＮＬＲＰ３と、ミトコンドリアがもつ部品ＡＳＣがそろい、さらにカスパーゼという部品もくわわって複合体が組みあがる。この複合体をインフラマソームという。

　インフラマソームは、インターロイキン１βをマクロファージ内で成熟させて外に放出する。引きつづいて強い炎症がおこり、激痛が走ることになる。

痛風の特効薬として知られるコルヒチンは、微小管をこわすことでミトコンドリアを移動させず、インターロイキン1βの放出を阻止することがわかった。しかし、細胞内の輸送をになう微小管をこわしてしまうことによる副作用もある。

筆者（審良）らは、微小管をこわすことなくミトコンドリアの移動をさまたげる物質を見つけており、新薬になり得るのではと期待している。候補薬の一部は臨床試験にははいっている。

物質	引きおこされる病態
尿酸結晶	痛風
アスベスト(外来)	塵肺
シリカ(外来)	珪肺
βアミロイド繊維	アルツハイマー病
コレステロール結晶	動脈硬化
ヒト膵アミロイド繊維	２型糖尿病

図10-4　結晶構造をとる物質

結晶で活性化されるインフラマソーム

痛風で注目されたNLRP3インフラマソームは、尿酸だけでなく、結晶のような構造をとる物質を食細胞が取りこんだときに活性化し、炎症をおこすことがわかってきた（図10－4）。

たとえば、アスベスト（石綿）やシリカも結晶であるから、食細胞が食べて同じようにインターロイキン1βが放出される。塵肺《じんぱい》や珪肺《けいはい》の炎症はこれによっておこると考えられる。このあと肺がんにまでつながるかどうかはさらに研究が必要だが、炎症がおこるのはまちがいない。

また、脳に沈着したβアミロイド繊維も炎症の原因となり、アルツハイマー病を引きおこすと考えられている。脳ではマクロファージや好中球の代わりにミクログリアという細胞が免疫のはたらきをしており、βアミロイド繊維を食べたミクログリアからは同じようにインターロイキン1βが放出される。場所が脳であるから、炎症がおこれば神経細胞が失われる。

さらに、コレステロールも結晶化するので、血中の食細胞が食べて同じようにインターロイキン1βが放出される。こうしておこる炎症が動脈硬化の原因ではないかと考えられている。

NLRP3はさまざまな結晶（または結晶のような物質）の刺激をきっかけにしてインフラマソームを形成することから、このほかにも多くの炎症性疾患との関連が強く示唆されている。糖尿病などでも同じメカニズムで炎症がおこっていると考えられている。

一般的にいって、どのような物質であれ、体内で結晶化したものは食細胞が消化しきれずに死んでしまい、結晶が体内に残ってしまう。それを処理しようと新しい食細胞がまた食べに来て食べきれないという状態がくり返され、どんどん炎症がおこる。つまり、消化・分解できない結晶は、自然免疫系を過剰に活性化してしまうのである。

ところで、同じメカニズムで発症しているにもかかわらず、痛風では激痛が生じ、動脈硬化ではなにも痛みを感じない理由はなんだろうか。これは結晶の量のちがいと思われる。電子顕微鏡で見ると、尿酸結晶はわんさと集積しているが、コレステロール結晶はポツンポツンとあるにすぎない。痛風の炎症が滝のようなものとすれば、動脈硬化の炎症はポタポタ落ちる水滴のようなものである。しかし、それでも最後には落ちた先の石に穴をあける。

TLRによる自然炎症

ここまではNLRP3がかかわる自然炎症について説明してきた。自然炎症のなかにはTLRがかかわるものもある。

脳梗塞後に脳内に生じるタンパク質が、かけつけたマクロファージのTLRを刺激して炎症をおこし、脳梗塞を拡大してしまっているとの報告がある。このときのTLRは、TLR2とTLR4である。

関連して、虚血再灌流障害にもTLRの関与が報告されている。虚血再灌流障害とは、脳梗塞や心筋梗塞で虚血状態にある組織や臓器にふたたび血液が流れだしたとき、強い炎症が局所的または全身でおこるものである。これは、虚血によって大量の細胞死がおこり、そのなかの成分が血管内皮のTLR2、TLR4、TLR9を刺激して炎症をおこすためである。

TLRなどのパターン認識受容体が内在性リガンドを認識しておこす自然炎症が、炎症性疾患に関与している可能性が高まっている。原因がよくわからなかった炎症性疾患の背景に、自然炎症が隠れていたというケースは今後増えていくだろう。

炎症を抑える2型マクロファージ

ここで、突然だがマクロファージが二つに増える。異物を食べたり炎症をおこしたり、昔から知られる役割をもつのが1型で、ここまで登場したマクロファージはすべて1型である。

一方、1型とは正反対の、炎症を抑えたり組織の修復をしたりするマクロファージがいることがわかってきた。これが2型マクロファージである。具体的なはたらきはまだよくわかっていないが、脂肪組織の状態維持に役立っているらしいことが注目されている。

2型マクロファージを欠くマウスでは、脂肪から遊離脂肪酸がどんどん外へ出てしまい、血中のコレステロールや中性脂肪の濃度が上がってしまう。このマウスに脂肪食を食べさせると、ほとんどのマウスが糖尿病の症状を見せた。

2型マクロファージは、病原体をやっつけるという役割ではなく、からだのなかのいろいろな組織と交流して、それらの機能を維持しているらしい。

もう一つ、正常マウスと肥満マウスを比較した実験で、正常マウスの脂肪組織では2型マクロファージが多数を占めるのに対し、肥満マウスの脂肪組織では1型マクロファージが多数を占めることがわかった。1型マクロファージはさまざまな炎症性サイトカインを放出して、インスリン抵抗性をもたらす。すなわち糖尿病の準備状態を誘導するのである。発赤、発熱、腫脹、疼痛

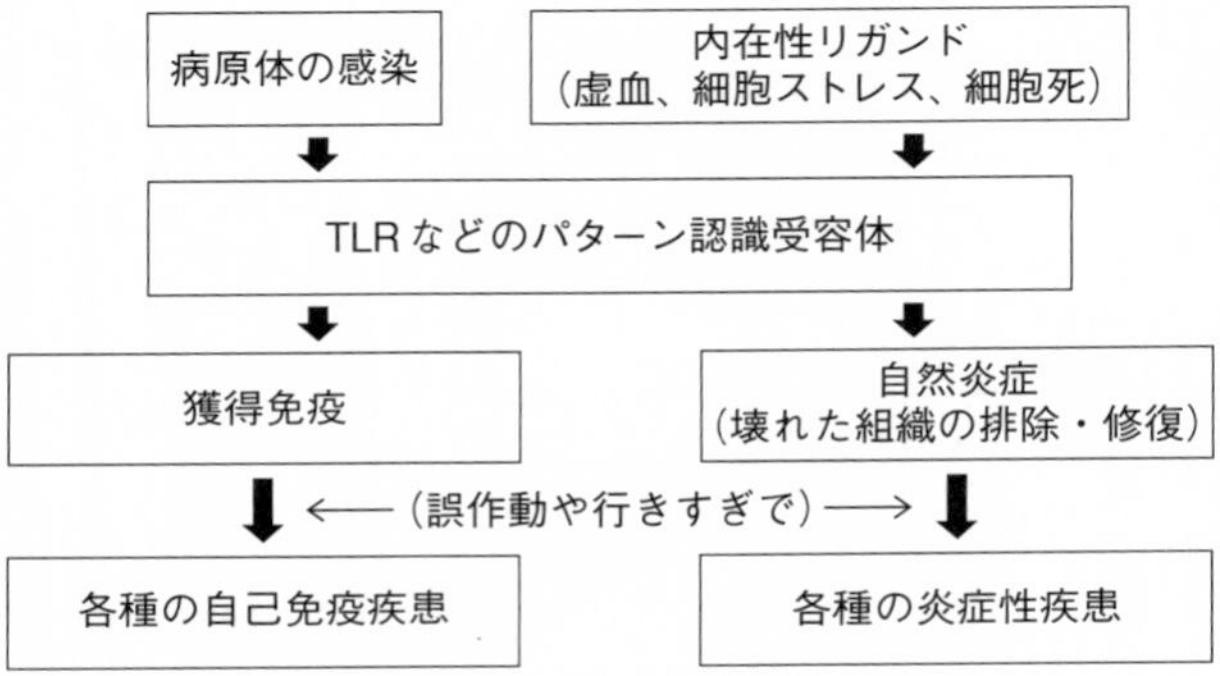

図10-5　免疫と炎症

といった炎症の四兆候は見られないが、一種の炎症反応と考えられる。

なぜ肥満マウスで2型の代わりに1型が多数になるかは不明だ。飽和脂肪酸により1型が誘導され、不飽和脂肪酸では誘導されないという報告があるが、詳細は不明だ。

そもそも2型マクロファージがどうやってつくられるのか、1型と2型は行ったり来たりできるのかなど、基本的なところがまだわかっていない。

免疫と炎症

内在性リガンドが見つかり、自然炎症のしくみが明らかになってくると、免疫学は従来の枠のなかにおさまらなくなってきた。二〇世紀までは獲得免疫が免疫学の中心であり、二一世紀に入ると獲得免疫にくわえて自然免疫も重要視されるようになった。そしていま、免疫と炎症が大きな学問分野を形成しようとしている。

いまや免疫と炎症の関係は図10－5のようにまとめることができる。TLRなどのパターン認識受容体は、病原体も内在性リガンドも認識し、自然炎症もおこせば、獲得免疫も始動させる。そして、自然炎症が行きすぎると炎症性の疾患を引きおこし、獲得免疫に誤作動がおこると、自己免疫疾患（11章参照）を引きおこす。

今後も両者の学問分野としての融合が進んでいくだろう。

第11章 がんと自己免疫疾患

わずか一年で開発された新しいタイプのワクチン

二〇一九年一二月、中国・武漢市で原因不明の肺炎が報告された。その原因は新型コロナウイルスによるものと突きとめられ、COVID-19と名づけられる。新型コロナウイルスはあっという間に全世界に広がり、パンデミックを引きおこした。

最初の報告から一年後の二〇二〇年一二月、ファイザー社とビオンテック社が共同で開発したワクチンの接種がイギリスではじまった。これがmRNA（メッセンジャーRNA）ワクチンである。このタイプのワクチンとして初の実用化であった。ワクチン開発に要した期間はわずか一年と、異例の短さだ。

なぜ新型コロナウイルスのmRNAワクチンは、こんな短期間に開発できたのか。それは、mRNAワクチンを病気の治療に利用する試みが、すでに一九九〇年代からはじまっていたからである。そのなかにはｍＲＮＡワクチンを使ってがんを治療する試みもあった。

本章の前半では、がんｍＲＮＡワクチンを紹介する。まずは、がんワクチンについて基本的なことをのべておこう。

がんワクチンとは

がんワクチンには、予防ワクチンと治療ワクチンがある。

子宮頸がんワクチンは、がんの予防ワクチンである。胃がんや大腸がんに予防ワクチンはないのに、なぜ子宮頸がんにあるのか不思議に思われるかもしれないが、子宮頸がんはウイルスによって引きおこされることがわかっていて、そのウイルスへの感染を予防することでがんの発生を予防することができる。同様のがん予防ワクチンとして肝細胞がんワクチンがあり、Ｂ型肝炎ウイルスへの感染を予防している。

一方、がんｍＲＮＡワクチンは、現時点では、がんの治療ワクチンとして開発が進められている。いくつかの種類のがんを対象に臨床試験がはじまっており、黒色腫、非小細胞肺がん、前立腺がんで有効性が示されている。

新型コロナウイルスのｍＲＮＡワクチンはすでに実用化され、読者のみなさんの多くも何回か打たれたことと思う。ｍＲＮＡワクチンの基本的なしくみはほとんど同じなので、なじみのある新型コロナウイルスワクチンを例に、ｍＲＮＡワクチンのしくみを説明しよう。

ｍＲＮＡワクチンがはたらくしくみ

高校でならう程度の分子生物学の知識を前提に説明する。

使用するｍＲＮＡは、ウイルスのスパイクタンパク質をつくる情報をもったｍＲＮＡである。これは目的のタンパク質をつくる遺伝子の塩基配列がわかれば人工的につくることができる。スパイクタンパク質はウイルスが細胞に侵入する際に必須の道具で、免疫抗原（ワクチンのターゲット）とするのに適したタンパク質である。

筋肉注射されたｍＲＮＡは、筋肉細胞や周囲の樹状細胞の細胞質に、細胞膜を通過して取りこまれる。細胞質ではリボソームによってｍＲＮＡが翻訳され、スパイクタンパク質がつくられる。つくられたスパイクタンパク質は、細胞質で酵素によってペプチドに分解され、ＭＨＣクラスＩ分子に乗せて提示される。

一方で、細胞質でつくられたスパイクタンパク質は、細胞の外に排出されることもある。この遊離状態のスパイクタンパク質を樹状細胞が食べて、ペプチドをＭＨＣクラスⅡ分子に乗せて提示する。標準1型の樹状細胞であればクロスプレゼンテーション能力が高く、このルートでもＭＨＣクラスＩ分子にペプチドが提示される。

さらに同じころ、リンパ節の濾胞（B細胞領域）にもスパイクタンパク質の破片が流れつくことだろう。

こうして獲得免疫が始動し、エフェクターT細胞がつくられ、そして、記憶細胞もつくられる。

さて、ここまで本書をお読みいただいた読者なら、なにかが足りないことに気づかれたと思う。そう、獲得免疫を始動させるには樹状細胞が活性化しなければならない。つまり自然免疫を活性化するものが必要なのだ。

ちなみに、先にあげた子宮頸がんワクチンは、ウイルスのカプシド（殻）を構成するタンパク質そのものを免疫抗原として接種するタイプのものだが、アジュバントとよばれる自然免疫を活性化する物質がくわえられている。しかしmRNAワクチンでは、アジュバントはくわえられていない。

ノーベル生理学・医学賞を受賞したブレークスルー

ここで一九九〇年代まで時代をさかのぼろう。mRNAワクチンをがん治療に使うにあたり、大きな困難が横たわっていた。

一つは、mRNAは非常にこわれやすい物質で、細胞質にまで無事に送り届けることができなかったのである。二つ目は、外部から導入した人工のmRNAは、自然免疫を非常に強く活性化して激しい炎症を引きおこしてしまうのである。そう、ｍＲＮＡそのものに自然免疫を強く活性化する力があり、それが強烈すぎることが問題だったのだ。

二つ目の問題は、二〇〇五年に、ペンシルバニア大学で共同研究をしていたカリコ博士とワイスマン博士が解決した。ｍＲＮＡの構成成分の一つであるウリジンという物質を、シュードウリジンという物質に置換することで、自然免疫のパターン認識受容体に認識されにくくなったのである。１章でのべたように、細胞の内部にはＴＬＲ３、７、８、あるいはRIG-Iといった、侵入者のＲＮＡを感知するパターン認識受容体がそなわっていることを思い出してほしい。

ただし、ウリジンをシュードウリジンに置換しても、パターン認識受容体にまったく認識されなくなるわけではない。子宮頸がんワクチンでくわえるアジュバントより、むしろ強いくらいに自然免疫を活性化する力をもっている。つまり、自然免疫も活性化し、ウイルスのスパイクタンパク質もつくる、理想的なｍＲＮＡをつくることに成功したのである。この功績によりカリコ博士とワイスマン博士は二〇二三年のノーベル生理学・医学賞を受賞している。

では一つ目の問題はどう解決されたのか。こわれやすいｍＲＮＡを脂質ナノ粒子（ＬＮＰ：lipid nanoparticle）で包みこむことで、細胞質まで無傷で届けることに成功した。これには多くの研究者がかかわった。脂質ナノ粒子にも自然免疫を活性化する能力がある。

がんｍＲＮＡワクチンの特長と課題

本書をここまでお読みいただいた方なら、新型コロナウイルスに対するｍＲＮＡワクチンのしくみを、そっくりそのまま、がん治療のためのｍＲＮＡワクチンに利用できることを見抜かれたことと思う。

新型コロナウイルスのｍＲＮＡワクチンでは、ウイルスのスパイクタンパク質のｍＲＮＡを使用した。これを、がん特有に発現しているタンパク質に替えれば、がんｍＲＮＡワクチンになるのである。

がんは自己の体内で発生するが、変異を重ねることによって、自己の体内には存在しないタンパク質を発現するようになる。これをネオ抗原という。ネオ抗原は異物なので、もともと免疫の攻撃対象なのだが、目に見える形にまでがんが成長してしまったということは、ネオ抗原に対する免疫のはたらきが弱かったか、うまくはたらかなかったことが考えらえる。そこであらためてネオ抗原を攻撃対象として免疫のはたらきを強めようというのが、がんｍＲＮＡワクチンの目的である。

体内のがん細胞を殺傷する主要な免疫応答は、抗原特異的な活性化キラーＴ細胞によるがん細胞の破壊である。メカニズムとしては、４章でのべた感染細胞の破壊と同じである。がんｍＲＮ

Aワクチンは、この活性化キラーT細胞を誘導する能力が高いことを特長とする。

mRNAワクチンを投与すると、細胞質で抗原タンパク質がつくられるので、そのペプチドが通常のルートでMHCクラスI分子に乗せて提示される。クロスプレゼンテーションのようなしくみがなくても「MHCクラス1+抗原ペプチド」を樹状細胞が提示できるのだ。

さらにもう一つ、mRNAワクチンなら、患者ごとにオーダーメイドのmRNAワクチンをつくることができる。「がん特有に発現しているタンパク質」といっても患者によって異なるが、遺伝子の塩基配列を特定できればmRNAをつくるのは容易だ。

しかし、だからといって、がんmRNAワクチンが、それだけですぐにがんを消滅させられるかというと現実はそれほど甘くない。がんには「免疫逃避」や「T細胞疲弊」をおこす、やっかいな性質がある。

免疫逃避とT細胞疲弊

がんは免疫システムによる破壊から逃れるために（免疫逃避）、さまざまな方法を用いている。たとえば、がん細胞は抑制性のサイトカインを分泌していて、免疫応答が全体的に抑えられてしまう。

また、がん細胞周辺の環境下では、がん抗原を食べた樹状細胞でCD80／86の発現が減少し、その結果、ナイーブT細胞のCD28分子よりも、制御性T細胞のCTLA4分子に優先的に結合してしまう。結果として、がんに対する免疫応答が抑えられてしまう。

さらに、がん細胞は、活性化T細胞に発現するPD1という分子に結合する、PDL1（PD1リガンド）という分子を発現している。PD1にPDL1が結合すると、活性化T細胞のはたらきが抑制される。

一方で、活性化キラーT細胞の側にも問題がおこる。活性化キラーT細胞は、4章でのべたようなしくみで、がん抗原を攻撃の目印としてがん細胞を一つずつ殺傷していくのだが、それをくり返すうちに、だんだん、がん抗原に反応しなくなってしまうのだ。これをT細胞疲弊という。T細胞抗原認識受容体に何度も強い刺激が入ることが原因らしいが、T細胞疲弊の状態になると、キラーT細胞はPD1やCTLA4などの抑制性分子の発現が亢進し、がん抗原にほとんど反応しないアナジー状態になる。

以上のような状況で、やみくもにがんmRNAワクチンを投与しても、がん細胞殺傷効果はのぞめない。そこで、がんmRNAワクチンと併用して、チェックポイント阻害剤というものが用いられる。

チェックポイント阻害剤の併用

ＰＤ１、ＰＤＬ１、ＣＴＬＡ４などの分子は、免疫の「ブレーキ」としてはたらき、Ｔ細胞が過剰に活性化されるのを防ぐ「チェックポイント」となっている。がん細胞はこれらをうまく使い、これらの経路を過剰にはたらかせることで免疫応答を抑制している。

逆に、ＰＤ１、ＰＤＬ１、ＣＴＬＡ４などの分子の機能をブロックすることで、がん細胞に対する免疫応答を強化しようというのがチェックポイント阻害剤である。ＰＤ１、ＰＤＬ１、ＣＴＬＡ４などの分子に特異的に結合してブレーキを利かなくする抗体がその役目を果たしている。ＰＤ１を発見し、チェックポイント阻害剤の開発に大きく貢献された本庶佑博士は、二〇一八年のノーベル生理学・医学賞を受賞した。

いくつかのがんｍＲＮＡワクチンで、チェックポイント阻害剤と組み合わせた第二相臨床試験がはじまっており、黒色腫、非小細胞肺がん、前立腺がんで良好な有効性が示されている。

異所性リンパ節形成

がんｍＲＮＡワクチンが有効に作用したとして、そのあとにもう一つ、関門がある。活性化キラーＴ細胞などの免疫細胞を、うまくがん組織に送りこめるかという問題である。

がん組織では、まれにリンパ節のような構造が出現することがある。2章でHEV（高内皮細静脈）についてのべたが、がん組織にHEV構造があらわれて免疫細胞がどんどんそこからがん組織に入っていくようになるのだ。こうなると、がん治療の予後はたいへんよい。

しかし、どうすればこのような構造を出現させることができるのか、ほとんどわかっていない。

なお、この構造は、本章の後半にのべる自己免疫疾患においてもあらわれることがあり、その場合は疾患が悪化する。

ところで、mRNAワクチンの説明の最初に、がんmRNAワクチンと新型コロナウイルスmRNAワクチンの基本的なしくみはほとんど同じ、とのべた。「ほとんど」ということは、少しちがうのである。がんmRNAワクチンでは、最終的には活性化キラーT細胞が主軸となってはたらいてがん細胞を破壊するのであった。一方、新型コロナウイルスmRNAワクチンでは、最終的には抗体がウイルスを中和することが中心となる。主軸となってはたらくのは長寿命プラズマ細胞や記憶B細胞である。

このちがいは、免疫抗原が表面抗原であるか細胞内抗原であるかによる。新型コロナウイルスmRNAワクチンの免疫抗原であるスパイクタンパク質はウイルスの表面にある表面抗原であり、がんｍＲＮＡワクチンの免疫抗原であるネオ抗原はがん細胞の内部にある細胞内抗原である。表面抗原には抗体がすぐにくっつけて有効であり、細胞内抗原には「ＭＨＣクラスⅠ＋抗原ペプチド」を認識して細胞を破壊できる活性化キラーＴ細胞が有効である。

この話にはつづきがある。じつは、従来型のワクチンでは、抗体はできやすいのだが活性化キラーＴ細胞を誘導することはなかなかできなかった。それがｍＲＮＡワクチンとしてはじめて実用化された新型コロナウイルスｍＲＮＡワクチンでは、すでにのべたように樹状細胞がクロスプレゼンテーションのようなしくみがなくても「ＭＨＣクラスⅠ＋抗原ペプチド」を提示できるため、活性化キラーＴ細胞を誘導できたのである（結果として記憶キラーＴ細胞ができた）。ウイルス感染阻止の中心となったのは抗体だが、感染まで行ってしまった場合は活性化キラーＴ細胞がはたらいたのである。このことから、がんｍＲＮＡワクチンへの期待が一気に高まったのだ。

がんにはさまざまな種類がある。広く、がんｍＲＮＡワクチンが実現するためには、まだ多くの課題があると言われている。今後の研究の進展を見守りたい。

自己免疫疾患

本章の後半では自己免疫疾患について考えてみる。

自分の細胞を免疫細胞が攻撃してしまうことが原因で組織や臓器の機能が障害されるのが自己

免疫疾患である。炎症性疾患、膠原病など別の名前でよばれることもある。特定の組織や臓器が障害される組織特異的自己免疫疾患と、全身の組織や臓器が障害される全身性自己免疫疾患に大別される。主なものを図11－1に示した。

基本的には、自己抗原でT細胞やB細胞が活性化してしまうと、自己免疫疾患になる。本書をここまでお読みいただいた読者なら、それがどんな場合であるか想像がつくのではないだろうか。

まず、T細胞の胸腺での負の選択、B細胞の骨髄での負の選択がうまくいかず、自己反応性のT細胞やB細胞を十分に取りのぞけない場合に危険性は高まる。6章で、T細胞が選択される際、Aireという核タンパク質がはたらくことで自己のあらゆるタンパク質のペプチドが胸腺上皮細胞に提示されているとのべた。このAireをもたない人には広範な自己免疫疾患の症状が見られることが報告されている。また、アナジー誘導のしくみがうまく機能しなかったり、制御性T細胞がうまく機能しない場合にも危険性は高まる。

さて、自己抗原でT細胞やB細胞が活性化した結果、ふだんは免疫細胞がいない組織や臓器に活性化したさまざまな免疫細胞が集まり、炎症性のサイトカインなどを放出して慢性的な炎症状態を引きおこす。集まった免疫細胞のなかにはマクロファージや樹状細胞などの自然免疫細胞もふくまれる。獲得免疫が始動すると、自然免疫細胞を動員・活性化していたことを思いだしてほ

部位	病名	症状と可能性のある原因
全身	全身性 エリテマトーデス	細胞の核内のDNAやタンパク質に対する自己抗体や多くの活性化T細胞ができてしまう。
関節	関節リウマチ	関節滑膜で活性化した免疫細胞を介した炎症がおこる。
神経・筋肉	重症筋無力症	筋肉側のアセチルコリン受容体に対する自己抗体ができてしまい、神経側からの情報が筋肉に伝わりにくくなる。
甲状腺	バセドー病	甲状腺刺激ホルモン受容体に対する自己抗体ができてしまい、これに刺激されて甲状腺ホルモンの分泌が異常に亢進する。
甲状腺	橋本病	甲状腺で活性化した免疫細胞を介した炎症がおこる。
皮膚	天疱瘡	表皮細胞接着分子などに対する自己抗体ができてしまう。
中枢神経	多発性硬化症	ミエリン（神経線維を覆う鞘のようなもの）に反応性を示すT細胞が活性化して発症する。
肺・腎臓	グッドパスチャー 症候群	肺胞壁の基底膜、腎臓糸球体の基底膜の両方に結合する自己抗体ができてしまう。
毛髪	円形脱毛症	毛根細胞などに対する活性化T細胞ができてしまう。毛根の幹細胞までは攻撃しないので、T細胞の反応がおさまれば、毛が生えてくる。
血液	抗リン脂質抗体 症候群	リン脂質に対する自己抗体ができて、血液が固まりやすくなり、時に血管をふさいでしまう。

図11-1　おもな自己免疫疾患

しい。

重要なのはつぎの段階である。活性化した免疫細胞によって、組織や臓器の細胞（非免疫細胞）までが活性化されて炎症性のサイトカインを放出しはじめるのである。こうなると炎症がどんどん拡大して病態が悪化する。このような知見から自己免疫疾患は慢性炎症性疾患ともよばれる。

ところで、非免疫細胞はどうやって活性化するのだろうか。1章で、全身の細胞にパターン認識受容体があって、活性化すればサイトカインを放出できることをのべた。筆者（村上）らの研究によれば、パターン認識受容体での認識からサイトカイン放出までの経路の途中にある重要な細胞の中の分子が、自己抗原で活性化したT細胞が出すサイトカインによって活性化され、炎症性サイトカインの放出にいたることがわかっている。

そもそもの原因

これまでのべた通り、基本的には、自己抗原でT細胞やB細胞が活性化してしまうと自己免疫疾患になるのだが、これを引きおこすためのそもそもの原因となるとさまざまな要素が考えられる。大きくとらえると、遺伝的な要素と環境的な要素が関係する。

遺伝的な要素としては、疾患ごとに患者に多くみられる遺伝子変異がわかってきた。また、T

細胞に抗原ペプチドを提示するMHC分子の形に疾患ごとに特徴があることもわかってきた。言いかえると、遺伝子の配列をくわしく調べると自分がどの自己免疫疾患になるかもしれないかが推察できる時代になってきた。さらに、ほとんどの自己免疫疾患は不思議なことに女性に多いのだが、その原因遺伝子の候補もわかってきた。

環境的な要素としては、腸内細菌の影響はもちろん考えられ、その腸内細菌に影響する食事の内容も関係してくる。脂質の総量やある種類の脂質と自己免疫疾患の発症には正の相関があることが認められている。また、病原体の感染が引き金になることもある。7章で、まさにこれをふせぐためのしくみを紹介したが、完全ではないのだ。さらに、ストレスが引き金になる可能性もある。これについては筆者（村上）の研究から、要所をかいつまんで紹介する。

脳にはストレス中枢があり、なんらかのストレスがかかると活性化する。ストレス中枢が活性化すると、脳の特定の血管部位に、免疫細胞を通す侵入口が出現する。脳には血液脳関門というものがあって、酸素やアミノ酸は通すが、免疫細胞やタンパク質分子などは通さない。ところがストレスがかかると秘密の抜け穴のような侵入口ができて、血液中の免疫細胞が通れるようになるのだ。

侵入口から脳にはいった免疫細胞のなかに、運悪く自己抗原で活性化するものが混じっていると、脳に微小な炎症を生じさせ、炎症の部位に分布しているいままで活性化していなかった神経回路が強く活性化されることがある。それが胃につながる神経回路であれば胃に、心臓につながる神経回路であれば心臓に、それぞれ支障をきたす。

自己免疫疾患を治すために、現在もたくさんの医学研究がおこなわれている。自己免疫疾患はじつに複雑なため、完治もなかなかむずかしいが、明るい発見もいくつかある。T細胞やB細胞のはたらきを弱める薬、自然免疫細胞のはたらきを弱める薬、炎症の悪循環を引きおこすサイトカインなどのはたらきを弱める薬などの開発が進んでいる。日本で開発されて特に有名なものはインターロイキン6という炎症性のサイトカインのはたらきを特異的な抗体で抑制するもので、大阪大学で岸本忠三と平野俊夫両博士が発見した研究から開発された。世界中のたくさんの関節リウマチ患者の治療に用いられている。

『ネイチャー』に載った論文

最後に、『ネイチャー』の二〇二三年五月一〇日号に載ったある論文を紹介しよう。

米国のバラチャンドラン博士が、ビオンテック社およびジェネンテック社と協力しておこなった、すい臓がんmRNAワクチンの第一相臨床試験の結果報告だ。

患者ごとのネオ抗原からオーダーメイドしたmRNAワクチンを使って治療した結果、すい臓がん患者一六人のうち八人は、一年半たってもがんが再発していないという。すい臓がんは五年生存率が一〇％を切るほど治療がむずかしいがんである。それが、半数の人が一年半再発なし、というのは驚くべき数字である。なお、この臨床試験では、チェックポイント阻害剤と、化学療法が併用されている。

しかし、一方で、半数の人にはこのmRNAワクチンの効果がなかった。ネオ抗原に反応するT細胞を誘導できなかったのである。理由はその人たちの健康状態によるものではないらしい。なぜなら、新型コロナウイルスのワクチンに対しては等しく免疫を獲得できたそうだ。

劇的な効果のあった人と、効果のなかった人に分かれたのは、なぜだろう。研究の進展に期待したい。

あとがき

日本の免疫学には、すぐれた仕事をされた人がたくさんいる。その歴史と伝統はいまなお受け継がれていると思う。

日本の素粒子物理学が強いのと同じように、日本の免疫学も強い。トップクラスの研究者が出ることで、若い優秀な人材を引きよせ、彼らの中からまたトップクラスの研究者が出て……といった好循環が続いてきた。

一方、これまでの免疫研究は、免疫にかかわる細胞や分子、その機能と役割などを明らかにしたが、実際に感染が生じたときに、どのように時間的、空間的に免疫反応がおこるのか、まだよくわかっていない。

これからは、実際の個体レベルで、感染後、免疫細胞がどのように集まってきて、どのように相互作用をして、最終的に、どんな免疫反応がおこるのかを解き明かすことが、免疫研究の中心になっていくだろう。そのためには、イメージング技術やシステムバイオロジーなどを取り入れ、臨床医学や工学との連携も視野に入れなければならない。

アレルギーや自己免疫疾患など、免疫がかかわる病気は多い。自然炎症という知見もくわわり、その数はさらに増えている。いまや半数以上の病気が免疫に関係するともいえ、免疫研究は医療の進展に直結する。

より効果的なワクチン、感染症・アレルギー・自己免疫疾患の治療薬、炎症性疾患の新たな治療法、そしてがん治療など、免疫研究のさらなる成果が待たれる領域は多い。

本書で紹介した知見は、基本的にはマウスを使っておこなわれた研究の成果である。免疫のしくみは、同じ哺乳類のヒトでも同様と考えられているが、マウスの結果がすべてヒトにもあてはまるものなのか、これも今後の研究課題である。

第2版への改訂にあたっては、坂口志文、竹田潔、堀昌平の各氏から貴重なご助言をいただいた。この場を借りて御礼申し上げる。

審良静男
黒崎知博
村上正晃

参考文献

〈第2版〉

●『エッセンシャル免疫学　第4版』ピーター・パーラム著、平野俊夫・村上正晃監訳、メディカル・サイエンス・インターナショナル、二〇二三年
●『アバス-リックマン-ピレ　基礎免疫学　原著第6版　免疫系の機能とその異常』Abul K. Abbas, Andrew H. Lichtman, Shiv Pillai著、中尾篤人監訳、エルゼビア・ジャパン、二〇二〇年
●『制御性T細胞研究の現在』（週刊医学のあゆみ268巻13号）坂口志文・堀昌平企画、医歯薬出版、二〇一九年
●『自然免疫の最前線』（週刊医学のあゆみ265巻13号）福井竜太郎・三宅健介企画、医歯薬出版、二〇一八年
●『粘膜免疫UPDATE』（別冊・医学のあゆみ）大野博司編、医歯薬出版、二〇一六年
●『免疫・炎症疾患のすべて』（日本医師会雑誌149巻特別号（2））竹内勤監修、日本医師会、二〇二〇年
●『免疫の守護者　制御性T細胞とはなにか』坂口志文・塚﨑朝子著、講談社ブルーバックス、二〇二〇年
●『免疫「超」入門』吉村昭彦著、講談社ブルーバックス、二〇二三年

〈初版〉

●『もっとよくわかる！免疫学』（実験医学別冊）河本宏著、羊土社、二〇一一年
●『Janeway's 免疫生物学 原書第7版』Kenneth Murphy, Paul Travers, Mark Walport著、笹月健彦監訳、南江堂、二〇一〇年
●『免疫学Update 分子病態の解明と治療への展開』審良静男・熊ノ郷淳・竹田潔編、南山堂、二〇一二年
●『免疫学のブラックボックス 免疫記憶の制御と疾患治療』（実験医学増刊）中山俊憲・徳久剛史・山本一彦編、羊土社、二〇一一年
●『分子細胞免疫学 原著第5版』Abul K. Abbas, Andrew H. Lichtman著、松島綱治・山田幸宏監訳、エルゼビア・ジャパン、二〇〇八年
●領域融合レビュー「腸内細菌と腸管免疫」本田賢也、二〇一三年
●理化学研究所プレスリリース「食物アレルギーの画期的な治療法につながる経口免疫寛容の仕組みを発見」佐藤克明、二〇一〇年
●『新しい自然免疫学 免疫システムの真の主役』坂野上淳著、審良静男研究室監修、技術評論社、二〇一〇年
●『新現代免疫物語 「抗体医薬」と「自然免疫」の驚異』岸本忠三・中嶋彰著、講談社ブルーバックス、二〇〇九年
●"History of the Peloponnesian War" Thucydides, Penguin Classics, 1954

【な行】

【は行】

【た行】

【さ行】

【か行】

【あ行】

さくいん

【数字・アルファベット】

N.D.C.491.8　238p　18cm

ブルーバックス　B-2262

新《あたら》しい免疫入門《めんえきにゅうもん》　第《だい》2版《はん》
免疫の基本的なしくみ

2024年5月20日　第1刷発行

著者　審良静男《あきらしずお》
　　　黒崎知博《くろさきともひろ》
　　　村上正晃《むらかみまさあき》

発行者　森田浩章
発行所　株式会社講談社
　　　〒112-8001　東京都文京区音羽2-12-21
電話　出版　03-5395-3524
　　　販売　03-5395-4415
　　　業務　03-5395-3615
印刷所　（本文印刷）株式会社新藤慶昌堂
　　　（カバー表紙印刷）信毎書籍印刷株式会社
製本所　株式会社国宝社

定価はカバーに表示してあります。

ISBN978－4－06－535747－7

発刊のことば

科学をあなたのポケットに

二十世紀最大の特色は、それが科学時代であるということです。科学は日に日に進歩を続け、止まるところを知りません。ひと昔前の夢物語もどんどん現実化しており、今やわれわれの生活のすべてが、科学によってゆり動かされているといっても過言ではないでしょう。

そのような背景を考えれば、学者や学生はもちろん、産業人も、セールスマンも、ジャーナリストも、家庭の主婦も、みんなが科学を知らなければ、時代の流れに逆らうことになるでしょう。

ブルーバックス発刊の意義と必然性はそこにあります。このシリーズは、読む人に科学的に物を考える習慣と、科学的に物を見る目を養っていただくことを最大の目標にしています。そのためには、単に原理や法則の解説に終始するのではなくて、政治や経済など、社会科学や人文科学にも関連させて、広い視野から問題を追究していきます。科学はむずかしいという先入観を改める表現と構成、それも類書にないブルーバックスの特色であると信じます。

一九六三年九月　野間省一